뇌동맥류 혈관내수술

Endovascular Coiling on Intracranial Aneurysms

- Principle & Cases -

김 영 준

단국대학교출판부

이 저서는 2006년도 단국대학교 대학 연구비의 지원으로 연구되었음.

✱ 머 리 말

1995년 가을, 미국 FDA에서 뇌동맥류에 대한 GDC (Guglielmi detachable coil) 사용이 승인된 이후 우리나라를 포함한 전 세계 많은 의료 선진국에서 뇌혈관내수술의 적응이 확산되었다. 2002년 10월 The Lancet(Vol. 360, No. 9342, Pages 1267-1274)에 *'International Subarachnoid Aneurysm Trial(ISAT) of neurosurgical clipping versus endovascular coiling in 2143 patients with ruptured intracranial aneurysms: a randomized trial'*이 발표된 이후 그 적용은 매우 빠른 속도로 확대되고 있다. 그리고 2006년 4월 Stroke 37:1437-1442에 발표된 *'Rates of delayed rebleeding from intracranial aneurysms are low after surgical and endovascular treatment -the CARAT investigators-'*에서 두 군 모두 delayed rebleeding의 발현은 매우 낮으며, coil 군의 경우 rebleeding이 있더라도 동맥류 속에 위치한 coil 들의 동맥류 내 혈류 분산 효과에 의하여 clipping군 환자에 비하여 예후가 비교적 좋은 것으로 소개하였다. 2007년 3월

Stroke 38:1538-1544에 발표된 *'Retreatment of ruptured cerebral aneurysms in patients randomized by coiling or clipping in the International Subarachnoid Aneurysms Trial(ISAT)'*에서는 비록 coiling의 경우 clipping보다 recanalization 발생 빈도가 많게 보고되고 있으나 이는 초창기에 개발된 coil 사용과 complete packing에 필요한 기술 부족 등 여러 요인이 포함된 것으로, 최근에는 혈관내수술의 가장 약점으로 평가되었던 early completeness와 delayed recanalization 관점에서도 현저한 발전이 지속되어 뇌동맥류에 대한 혈관내수술의 효과와 안전성은 아무리 강조해도 지나침이 없을 것이다.

국내에 GDC가 처음으로 소개된 1995년 말부터 현재까지 뇌동맥류에 대한 백금코일색전술을 시행하면서 쌓은 그 동안의 경험을 토대로 이 분야에 도전하는 후배, 동료들에게 쉽게 접근할 수 있는 뇌동맥류 혈관내수술 지침서를 제공하고자 이 책을 집필하였다. 이를 위하여 증례를 바탕으로 각 시술에서의 point와 검토해야 할 점들을 How I do it? 이라는 관점에서 같이 해결해 나가는 시각으로 책을 구성하였다. 아울러 실제 강의와 같이 영어와 한글을 같이 사용하고, 각각의 주제를 설명하면서 필요하다면 바로 reference를 첨부하는 형식으로 꾸며 보았다. 최근 stent의 활발한 사용과 complex aneurysm을 접할 기회가 많으므로 증례는 simple aneurysm without stent와 complex aneurysm with stent 두 항목으로 구분하여 각각에 대하여 필요한 tip을 제공하였다.

이 책은 이미 이 분야에 숙달된 전문의는 물론 새로 시작하는 초보자도 쉽게 읽어 내려갈 수 있도록 하였으며, 저자의 의견을 많이 반영하였다. 그러나 일부 독자들은 여기서 소개되는 증례 각각의 설명과 point에 대하여 다른 의견을 가지고 있을 수 있다고 생각한다. 증례에 대하여 같이 의견을 나누거나 추가 제안을 하고 싶은 분들은 언제라도 저자의 E-mail(kimyj@dku.edu)을 통해 연락 주시기 바란다. 앞으로 경험하는 새로운 증례와 개선된 치료방법에 대하여는 2년에 한 번씩 이 책의 부록으로 발간될 것이다. 끝으로 이 책이 뇌동맥류 환자 치료에 대한 독자들의 임상과 학문 연구에 도움이 되기를 바란다.

2009년 6월

연구실에서

목 차

제 1 장
Coiling or Clipping?
- Selection of treatment model, effectiveness, durability, philosophy -

뇌동맥류 환자에 대한 치료를 결정할 때 각 교실마다 개두술을 통한 aneurysm neck clipping 등의 수술을 할 것인지 또는 뇌혈관내수술을 통한 coiling with or without stent를 선택할 것인지에 대하여 아직도 많은 논란이 있다.

1991년 Guglielmi 등이 Journal of Neurosurgery(JNS) 75:8-14에서 처음 GDC(Guglielmi detachable coil)을 이용한 clinical experience를 소개하고, 1995년 가을 미국 FDA(Food & Drug Administration)에서 뇌동맥류 환자 치료 방법으로 승인되어 한국을 비롯한 의료 선진국에서 널리 사용하기 시작하였으나, 2002년 The Lancet 360:1267-1274의 ISAT(International Subarachnoid Aneurysm Trial)에서 endovascular aneurysm coiling의 효과와 안전성이 발표될 때까지 거의 10년 이상 뇌동맥류 치료를 위한 혈관내수술 적응은 매우 제한적이었다.

국내에서도 2003년 1월 1일 보건복지부 고시 제 2002-80호 코일 적용기준에서도 1990년대 coil 개발 초기에 미국 등에서 적응기준으로 삼았던 고령, 해부학적으로 수술 접근이 어려운 경우, 전신마취나 장시간 수술을 감당하기 힘든 경우, 중증 뇌 손상에 의한 신경학적 상태가 나쁜 Hunt & Hess grade 4, 5 환자 등으로 보험 급여를 제한하고 있었다. 2009년 6월 현재에는 모든 동맥류에 대하여 시행하는 혈관내수술이 인정되고 있으며, 동맥류 크기별로 보험 급여 코일 사용 개수를 수치화하여 제한하고 있는데 이 역시 환자를 치료하는 의사와 비용을 부담하는 환자의 입장에서는 문제점이 많다. 이전의 동맥류 크기에 관계없이 코일 개수를 7개까지만 인정하던 때보다는 진보된 것인 것같이 보이나, 적절하게 사용된 코일 모두가 인정되어야 한다.

동맥류 치료 시 clipping과 coiling 중 어느 것을 선택할 지에 대하여는 이를 치료하는 교실의 경험과 능력에 따라 차이가 있겠지만 일반적으로 현재까지 인정되는 것으로는 다음과 같다.

Coiling 〉 Clipping

- ruptured posterior circulation aneurysm especially on basilar tip
- recurrent, residual aneurysm after clipping
- anterior choroidal artery aneurysm
- paraclinoid ICA aneurysms
- ACA aneurysm
- AComA aneurysm

- distal MCA aneurysm
- unruptured aneurysm?
- poor clinical condition
- old aged (fragile brain than young aged)

Surgical approach including clipping through craniotomy 〉 Coiling

- incorporated branch near aneurysm neck
- life threatening ICH, SDH
- giant aneurysm with mass effect
- blood blister aneurysm
- pseudoaneurysm
- incompatible neck to dome ratio
- fusiform aneurysm
- thrombotic aneurysm
- failed repeated coiling

그러나 이들 clipping이 유리했던 동맥류에 대하여도 최근 stent의 개발, balloon과 여러 종류 색전물질의 사용, 시술 방법의 도입으로 혈관내수술로 대체하는 확률이 점점 높아가고 있다.

동맥류의 pathologic nature, 환자의 전신 상태 등이 선택의 조건으로 인정되고는 있으나, 주로 angio-architectural characteristics에 의하여 결정되는 것이 보통이다. 어느 교실에서는 coil로 가능한 치료가 다른 교실에서는 coil로 불가능하며, 반대로 어느 교실에서는 clipping으로 더 좋은 효과를 낼 수 있듯이 환자를 치료하는 병원의 능력과 경험, 뇌혈관 담당 chief의 선호도, 시술자의 자신감 등이 결정에 더 많은 역할을 하는 것이 사실이다. 즉 뇌동맥류 치료 도중 선택한 치료 방법으로 사회에서 소위 말하는 의료사고 등 합병증이 발생했더라도 '다른 치료 방법을 선택했더라면 더 좋았을 것이다'라는 의견을 제시하는 데 신중해야 한다.

파열, 비파열에 관계 없이 환자의 나이가 젊어 대퇴동맥이나 상완동맥의 puncture site에서부터 target 동맥류까지 이르는 혈관 course가 비교적 곧고 혈관 내벽에 pathologic abnormality가 없다면 오히려 혈관내수술이 더 쉬울 수 있으므로 일반적으로 노인 환자에서 혈관내수술이 권장되는 것과는 상반된 견해도 인정되어야 한다. Long term durability에 대한 의구심과 파열 뇌동맥류에서 재출혈의 위험이 clipping을 선택하는 가장 큰 원인이 될 것이나, 개두술에 의한 합병증 등을 포함하여 뇌동맥류 자체를 처리한다는 것보다는 뇌동맥류를 갖고 있는 환자를 치료한다는 개념으로 평형적인 시각에서 그 환자에게 가장 적절한 치료방법을 그 교실의 실정에 맞게 선택하는 것이 현명하다.

다만 아직까지 치료한 동맥류의 운명에 대하여 확실하지 않은 부분이 있는데 stent와 balloon을 이용한 coiling, double catheter method, 새로운 코일의 개발과 기타 다른 색전물질을 사용한다 하더라도 매우 복잡한 뇌동맥류에서, 또는 의도적으로 불완전색전(incomplete packing)이 되는 경우 뇌동맥류 내 변화

된 혈류의 변화가 오히려 더 파열을 유발하는 요인으로 작용할 수도 있다는 점이다. 즉 부분적으로 치료된 뇌혈관내수술은 결코 benign pathology로 인식되어서는 안되며 상황에 따른 추가 치료 계획이나 early follow up을 요할 수 있다는 점을 염두에 두어야 한다.

물론 개두술을 통한 aneurysm neck clipping의 경우도 마찬가지 개념이 적용되어야 한다. 향후 각각의 coiling 과정에서 뇌혈관촬영과 함께 변화하는 동맥류 내 혈류변화(laminar flow)를 실시간으로 보여줌으로써 inflow zone, outflow zone, active flow area, turbulent flow area 등 coiling의 주된 target 부위를 제시해 주는 프로그램이 개발된다면 재출혈(rebleeding)이나 재개통(recanalization)의 위험으로부터 좀더 자유로워질 수 있을 것이다.

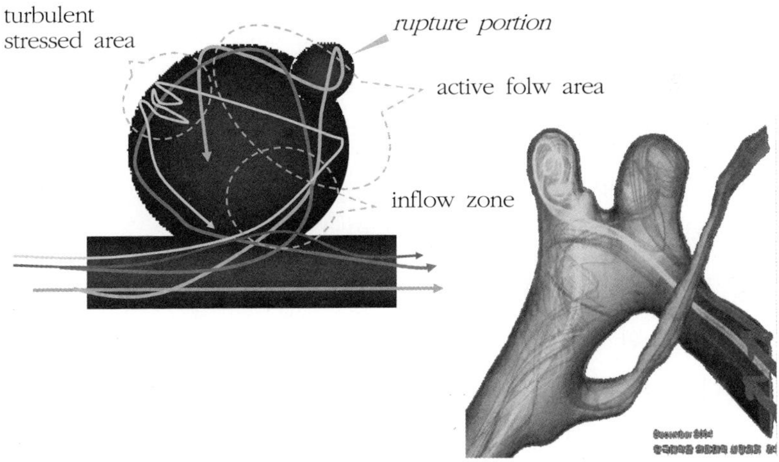

Intraaneurysmal hemodynamics

2002년 ISAT 발표 이후에도 여전히 개두술을 통한 수술을 선호하는 clipper들이 이 치료에 대한 문제 제기의 point는 재출혈 위험성과 재개통 등 long term durability의 불확실성이다. 물론 최근에는 이 치료 방법이 처음 소개될 때보다는 이러한 반론이 많이 줄어든 것은 사실이나 이를 전혀 무시할 수는 없다는 것이 우리가 풀어나가야 할 과제이다.

뇌동맥류의 발생 원인과 그것이 발견되었을 때 언제 처음 생긴 것인지, 향후 이 동맥류의 운명(natural history)은 어떻게 될 것인지, 파열된 경우 언제 재출혈이 될 것인지, 치료 안하고 그냥 기다려도 치유될 것인지, 재출혈 시점은 언제인지, 우연히 발견된 unruptured aneurysm의 경우 그것이 더 커질 것인지, 커지지는 않으나 언젠가는 터질 것인지, 자연히 치유되어 줄어들 것인지 등 많은 의문점을 시원하게 풀어주는 답은 그 누구도 줄 수 없다. 다만 우리가 해야 할 일은 파열 뇌동맥류가 재출혈 되거나 아직 파열되지 않은 채 발견된 뇌동맥류라 하더라도 이후에 파열될 수 있다는 우려로 이에 의한 뇌 손상을 주었을 때의 치명적인 영향으로부터 벗어나게 하여 좀 더 건강한 상태에서 사회나 가정에 복귀하는 데 도움을 주려는 사명감으로 환자를 치료하는 것임에는 틀림이 없다.

그러나 어떠한 치료 방법을 선택하더라도 그 치료 방법 자체로 인하여 환자의 사망률(mortality)나 이환율(morbidity)를 증가시킨다면 환자나 그 가족들은 물론 치료를 주관한 전문의에게도 불행한 일이다. 이 책을 읽는 독자들 중에는 환자의 시술에 중점을 두는 전문의도 있을 것이며, 새로운 색전물질이나 방법

개발에 더 관심이 있는 전문의도 있을 것이다. 가장 기본이 되는 뇌동맥류 파열과 치유의 과정, 재개통에 관여하는 요소에 대하여 큰 틀을 짚어보는 것이 이들 연구에 도움이 될 것이다.

Fragility (rupture) vs. Stability (healing)

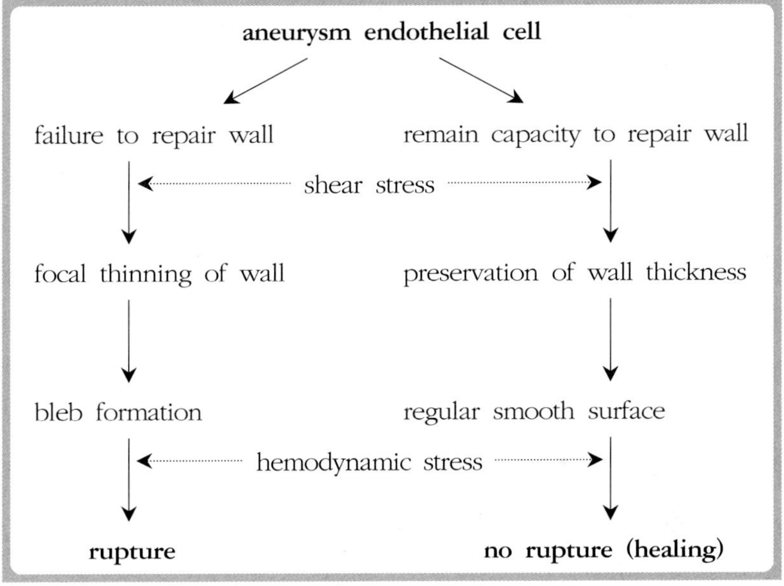

재개통(recanalization)에 관여하는 요소는 aneurysm factor, parent vessel factor, coil factor 등 사용하는 재료에 따라 세 가지로 크게 나누어 살펴볼 수 있다. Aneurysm factor로는 동맥류의 모양, 발생 위치, 동맥류 내 혈전 형성, 동맥류 밖에서 tamponade effect로 작용하는 응고된 출혈과 skull bone, ventricle, membrane, arachnoid trabeculation과의 관계 등

peri-lesional environment는 물론 neck-sac ratio, parent artery와 동맥류 long axis의 각도 등이 관여하며, parent vessel factor로는 모 동맥의 직경, 혈류 속도와 양, coiling 시점에서의 혈관연축 유무, 사용하는 도관 또는 stent, balloon은 물론 multiple catheter method에 의한 혈관의 curvature의 변화 등이 관여하며, coil factor로는 전체 coil packing volume ratio, dangerous zone에 대한 확실한 처치와 같이 시술자의 목표에 따르는 것도 있으나 사용하는 coil의 종류, 코일 크기 및 softness, 코일의 모양도 재개통에 관여하는 요소로 작용한다. 재출혈과 재개통 등의 durability에 관한 논문 발표는 2005년 ISAT 추가 발표가 있을 때까지 전후하여 많이 보고되었는데 연도별로 참고문헌을 아래에 소개한다.

References on the effectiveness, rebleeding, recanalization and long term durability

2002년

1. ISAT 2002.
2. ISAT study: Is coiling better than clipping? *Surg Neurol 59: 162-175, 2002.*
3. Clinical and radiographic outcome in the management of posterior circulation aneurysms by use of direct surgical or endovascular techniques. *Neurosurgery 51:14-22, 2002.*

4. Endovascular coiling versus neurosurgical clipping in patients with a ruptured basilar tip aneurysm. *J Neurol Neurosurg Psychiatry 73: 591-593, 2002.*
5. Endovascular coiling compared with surgical clipping for the treatment of unruptured MCA aneurysms: an update. *Acta Neurochir (Suppl) 82: 41-46, 2002.*
6. Effectiveness of neurosurgical clip application in patients with aneurysmal SAH. *J Neurosurg 97: 1036-1041, 2002.*
7. Routine intraoperative angiography during aneurysm surgery. *J Neurosurg 96: 988-992, 2002.*
8. Endovascular treatment of ACA aneurysms using GDCs: mid-term clinical evaluation. *Radiation medicine 20: 291-297, 2002.*

2003년

9. Neurosurgical clipping versus endovascular coiling of patients with ruptured intracranial aneurysms. *Stroke 34: 2540-2542, 2003.*
10. Neuropsychological assessment after microsurgical clipping or endovascular treatment for anterior communicating artery aneurysms. *Acta Neurochir 145: 867-872, 2003.*
11. Ruptured intracranial dissecting aneurysms: management considerations with a focus on surgical and endovascular

techniques to preserve arterial continuity. *Acta Neurochir 145:1073-1084, 2003.*

12. Treatment of ruptured intracranial aneurysms: implications of the ISAT on clipping versus coiling. *European J of Radiology 46: 172-177, 2003.*

2004년

13. Endovascular coiling: The end of conventional neurosurgery? *Cleveland Clinic Journal of Medicine 71, 2004.*
14. Quality of life after treatment of unruptured intracranial aneurysms by neurosurgical clipping or by embolization with coil. *Cerebrovasc Dis 17: 44-52, 2004.*
15. Clipping versus coiling: neuropsychological follow up after aneurysmal SAH. *J Clinical and Experimental Neuropsychology 26: 1081-1092, 2004.*
16. Age-dependent differences in short term outcome after surgical or endovascular treatment of unruptured intracranial aneurysms in the USA, 1996-2000. *Neurosurgery 54: 18-30, 2004.*
17. Additional coiling of previously coiled cerebral aneurysms. *AJNR 25: 1373-1376, 2004.*
18. Shunt dependent hydrocephalus after rupture of intracranial aneurysms: a prospective study of the influence of

treatment modality. *J Neurosurg 101: 402-407, 2004.*

2005년

19. Clipping or coiling of cerebral aneurysms. *Neurosurg Clin N Am 16: 475-485, 2005.*
20. To clip or to coil acutely ruptured intracranial aneurysms: update on the debate. *Current Opinion in Critical Care 11: 121-125, 2005.*
21. Endovascular management of a patient after SAH. *Techniques in Vascular & Interventional Radiology 8: 108-117, 2005.*
22. Analysis of cost related to clinical and angiographic outcomes of aneurysm patients enrolled in the international subarachnoid aneurysm trial in a North American Setting. *Neurosurgery 56: 886-894, 2004.*
23. ISAT of neurosurgical clipping versus endovascular coiling in 2143 patients with ruptured intracranial aneurysms: a randomized comparison of effects on survival, dependency, seizures, rebleeding, subgroups, and aneurysm occlusion. *Lancet 366: 809-817, 2005.*

2006년

24. Quality of life after treatment for incidental, unruptured

intracranial aneurysms. *Acta Neurochir 148: 821-830, 2006.*

25. Microsurgical clipping or endovascular coiling for ruptured cerebral aneurysms. *Stroke 37: 1352-1353, 2006.*
26. Outcome of oculomotor nerve palsy from posterior communicating artery aneurysms: comparision of clipping and coiling. *Neurosurgery 58: 1040-1046, 2006.*
27. Clinical and anatomic outcome after endovascular coiling of MCA aneurysms: report on 30 treated aneurysms and review of the literature. *Surgical Neurology 66: 167-171, 2006.*
28. Current options in clipping versus coiling of intracranial aneurysms: to clip, to coil, to wait and watch. *Neurol Clin 24: 765-775, 2006.*
29. Endovascular embolization vs. surgical clipping in treatment of cerebral aneurysms: morbidity and mortality with short term outcome. S*urgical Neurology 66: 277-284, 2006.*

제2장 Unruptured aneurysm vs. Ruptured aneurysm

나이 50세를 기준으로 unruptured aneurysm의 발견 빈도는 보고자마다 차이가 있는데 적게는 1%에서부터 많게는 6%까지 (Ringel GJ, Stroke 29, 1998) 보고되고 있다. Rupture는 1년에 인구 100,000명 당 10-15명 꼴로 발생하는데, 1988년 일본에서는 Inagawara의 보고에서 21명까지 높은 파열 확률을 보고하고 있다. 뇌동맥류 어느 부분이 파열되는가는 동맥류 속의 hemodynamic differences, arterial pressure differences, wall differences, perianeurysmal environment differences 등에 의하여 결정된다.(References : Clinicopathological study of cerebral aneurysms - origin, rupture, repair and growth. J Neurosurg 48:505-514, 1978).

Unruptured aneurysm이 발견되었을 때 이것이 계속 자라나는지, 언제 파열될지 알 수 있는 방법은 없다. 다만 일단 파열되면 이로 인하여 야기되는 환자의 mortality, morbidity가 매우 높으므로 risk / benefit ratio를 따져보아 파열되지 않은 상태에서 endovascular coiling을 하는 것이 유리하다고 판단되면 어느 정도의 위험성을 감수한 채 시술할 수 있다. 다만 최근 들어 각 교실에서 너무 경쟁적으로 환자를 모으고 시술하는 경향이 있어 과연 unruptured aneurysm에 대하여 적극적인 coiling 또는 clipping이 요구되는지에 대한 검토가 이루어져야 한다. Unruptured aneurysm에 대한 coiling이나 clipping에서 충분한 설명을 환자와 보호자에게 하였다 하더라도 치료 후 환자에게 장애를 남기거나 환자가 사망한다면 파열 뇌동맥류 치료에서와는 다르게 그 책임으로부터 시술자는 자유로워질 수 없게 된다.

보고자에 따라 unruptured aneurysm의 annual rupture rate가 다른데 1998년 ISUIA(International study of unruptured intracranial aneurysm)에서는 90개월간의 추적검사에서 0.05-1%로 보고하였으며, 1987년 Weibers는 1.1%, 1993년 Juvela는 1.4%, 2000년 다시 Juvela는 1.3%로 보고하였다. 즉 annual risk of rupture × life expectancy가 살아가면서 파열될 수 있는 확률이므로 젊은 환자에서 unruptured aneurysm이 발견되고 비교적 어렵지 않게 coiling 또는 clipping이 가능하다면 이에 대한 적극적인 치료가 정당화 될 수 있다.

높은 연령층에서의 unruptured aneurysm 치료는 각 환자의 전신 상태, 뇌동맥류 크기, 위치와 모양, 뇌동맥류가 파열된 상태에서의 치료의 어려움과 환자 상태의 악화 등은 물론 시술자의 경험과 뇌혈관내수술팀의 능력에 따라 많은 변수가 있을 것이다.

또한 Graf는 1971년 Journal of Neurosurgery 35권에서 2-12년 follow up study에서 symptomatic unruptured aneurysm에서의 mortality rate를 26%, asymptomatic unruptured aneurysm의 mortality rate를 4%로 보고하였고, Nehls 등은 1985년 JNS 63권에서 주로 잘 파열되는 뇌동맥류 부위를 PComA, MCA, AComA로 보고하였으며, 흡연과 고혈압, 파열된 뇌동맥류 환자에서의 다른 부위에 발생한 unruptured aneurysm (multiple aneurysm), 가족력 등 여러 조건을 신중히 검토하여 시술 여부를 결정하는 것이 필요하다.

제 3 장
Misery collaterals on catheter based cerebral angiography

일반적으로 뇌동맥류 파열에 의하여 많은 양의 뇌내출혈을 동반하고 midline shifting이 있으며 환자의 두개강내압이 높아 감압 개두술이 필요한 경우 개두술과 함께 aneurysm neck clipping을 권유했었던 과거의 원칙과는 달리 최근에는 이러한 환자가 응급실에 도착과 동시에 뇌혈관내수술팀이 간단한 신경학적 검사와 기본 이학적 검사 후 뇌전산화단층촬영에서 출혈이 의심되는 혈관에 대퇴동맥을 통한 도관(guiding catheter)를 설치하여 3D DSA(digital subtraction angiography, 뇌혈관조영술촬영)과 동시 환자에게 coiling을 빠른 시간 내에 하여 동맥류에서의 재출혈 위험을 방지한 상태로 바로 수술실로 옮겨 넓은 감압 개두술과 혈종제거를 함으로써 오히려 수술에만 의지하는 치료보다 더 좋은 효과를 보고하고 있으며, 이 원칙에 의해 환자를 관리하는 병원이 늘고 있는 추세이다.

국내에서 처음 이 방법을 저자가 발표했을 때만 하더라도 많은 반대 의견에 부딪혔으며 공격을 받았으나, 이후 영국을 비롯한 유럽과 endovascular coiling 자체를 뇌동맥류 치료의 방법으로 쉽게 인정하려 하지 않았던 미국에서도 이에 대한 효과를 발표하면서 최근에는 그 적용이 늘고 있는 추세다. 그러나 모든 환자에게 다 적용할 수 있는 것은 아니며, 1년 365일, 하루 24시간 뇌혈관내수술팀에 대한 좋은 뇌혈관 촬영 장비의 개방과 일사 분란한 팀을 운영하고 있으며, 모든 여건이 개두술을 언제라도 시행할 수 있도록 준비된 교실에서만 가능하다.

더욱 중요한 것은 과연 이와 같이 Hunt & Hess grade 3, 4, 5 환자가 진단적 뇌혈관조영술 촬영 후 바로 이어서 재출혈을 방지할 수 있을 정도의 satisfied coiling을 마칠 때까지 단순히 뇌압조절 약물복용만으로도 충분한 intracranial circulation을 유지 할 수 있어 coiling을 검사와 연이어 지속할 수 있는 것인지, 또는 더 이상의 검사를 중단하고 응급으로 EVD(extraventricular CSF drainage)가 필요할 것인지, 아니면 이미 뇌사에 가까운 소견을 보이므로 모든 치료가 의미 없음을 선포해야 할지 등 뇌혈류(perfusion; 관류)에 대한 평가 기준이 마련되어야 하는데, 저자는 그 동안 신경학적 상태가 매우 불량한 환자에 대한 뇌혈관내수술을 통하여 'misery collaterals'라는 새로운 term을 도입하였다.

❑ Misery collaterals의 의미와 임상적용

영상기술의 발달로 MR angiography, CT angiography만 가지고도 뇌동맥류 수술을 결정하는 경우가 많은데 catheter based angiography의 중요성은 아무리 강조해도 지나치지 않다. 특히 rotational angiography, 3D angiography의 활용은 그 동안 우리가 지나쳐버린 뇌동맥류 경부와 모 동맥, 주변동맥과의 해부, 발생학적 관계는 물론 뇌혈관내수술에서 치료 planning을 설정하는 데 매우 중요한 역할을 한다. 신경학적 상태가 불량한 환자에서의 catheter based DSA는 arteriovenous transit time을 참고로 두개강내압의 상승 정도를 알 수 있으며 이를 기준으로 DSA 촬영이 이루어지고 있는 현 시점에서 환자에게 필요한 치료의 우선 순위를 정하는 데 도움을 준다.

누구나 경험을 해 보았을 것이라고 생각하는데 처음 응급실로 거의 semi-coma, coma 상태의 Hunt & Hess grade 4, 5로 내원한 환자가 일반적인 뇌압조절 약물치료 이후 수술을 위한 검사와 CT를 촬영하고 다시 응급실로 돌아왔을 때 grade 3 이상으로 회복되어 있거나, CT에서 acute hydrocephalus(급성 뇌수두증)이 발견되어 EVD를 하고 endovascular aneurysm coiling을 선택하든 또는 aneurysm neck clipping을 선택하든 이들 치료 전, 후 신경학적 검사에서 환자의 상태가 호전되어 있음을 보는 경우가 많다. 물론 이러한 증상 호전을 모두 cerebral perfusion의 회복만으로 설명할 수는 없다 하더라도 뇌혈관조영촬영을 통한 이들 뇌혈관 혈류 상태의 변화를 확인하는 것은 grade 4,

5환자의 치료 방침을 결정하는 데 도움을 주는 것은 자명하다.

Collateral circulation이라 함은 원래의 주된 혈류 통로가 필요한 충분한 혈류를 공급하지 못하는 상태로 되었을 때 이를 회복하기 위한 보조의 vascular channel network를 의미하는 것으로 일반적으로 primary collateral pathway와 second collateral pathway로 나눌 수 있는데, primary collaterals는 circle of Willis를 통한 혈류 교류를 말할 수 있으며, ophthalmic artery나 leptomeningeal segment 등은 secondary collateral에 관여하는 혈관들이다. 정상인의 50%에서 완전한 circle of Willis를 가지고 있으며 나머지는 혈관 형성이 저하되거나 없는 경우이다.

파열뇌동맥류 환자에서 갑작스런 두개강내압이 상승하여 같은 양, 같은 속도와 압력의 혈관조영제를 사용한 뇌혈관조영촬영에서 circle of Willis 혈관을 통하여 형성되는 특이한 소견을 보이며, 이러한 소견을 보일 때 환자의 예후가 매우 불량하기 때문에 이를 'misery collaterals'로 명명하였다. 이를 다음의 표에 소개하는 4가지 type으로 분류할 수 있는데 뇌혈류의 회복, 악화에 따라 각각의 type간에는 서로 이동이 가능하며, 이들 뇌혈류를 더욱 좋은 type으로 회복하거나 유지함으로써 endovascular aneurysm coiling에 소요되는 시간에 대한 부담을 줄일 수 있다.

CT 촬영에서 다량의 뇌내출혈과 이에 의한 midline shifting이 있더라도 DSA에서 뇌혈류가 유지되고 있고 아직 misery collaterals로 전환되지 않았다면 응급으로 우선 파열동맥류를 coiling하여 출혈 target을 처리한 후 혈종에 대하여 decompressive craniectomy with hematoma removal 하는 방법을 선택할 수 있을 것이다. 만약 misery collaterals 소견이 보인다면 두개강내압 하강을 유도하기 위한 적극적인 약물 치료를 시작하여 이에 따른 뇌혈관조영촬영 소견을 확인하여 뇌혈관내수술을 지속할 것인지 또는 EVD 등 수술을 통한 감압수술이 우선인지를 결정해야 한다. 만약 이러한 misery collaterals 소견이 발견되더라도 파열뇌동맥류의 coiling에 걸리는 시간이 30분 전후의 비교적 수월한 경우라면 환자의 상태, 수술실 사용 여부, 마취 준비, 수술팀의 형편 등 여러 사정에 따라 coiling을 먼저 선택할 수도 있다.

Four types of misery collaterals

Type 1	no intracranial circulation (brain death)
Type 2	little intracranial circulation with contrast filling just only at vessels of brain base (ipsilateral M1, A1, and proximal PCA)
Type 3	no or little cortical circulation with contrast filling at bilateral large vessels of brain base through circle of Willis channel, with or without flow reversal to contralateral ICA and basilar artery
Type 4	visible bilateral cortical circulation but delayed intracranial circulation time, with or without flow reversal to contralateral ICA and basilar artery

+ Contrast regurgitation to ipsilateral ECA is shown in all types of misery collaterals.

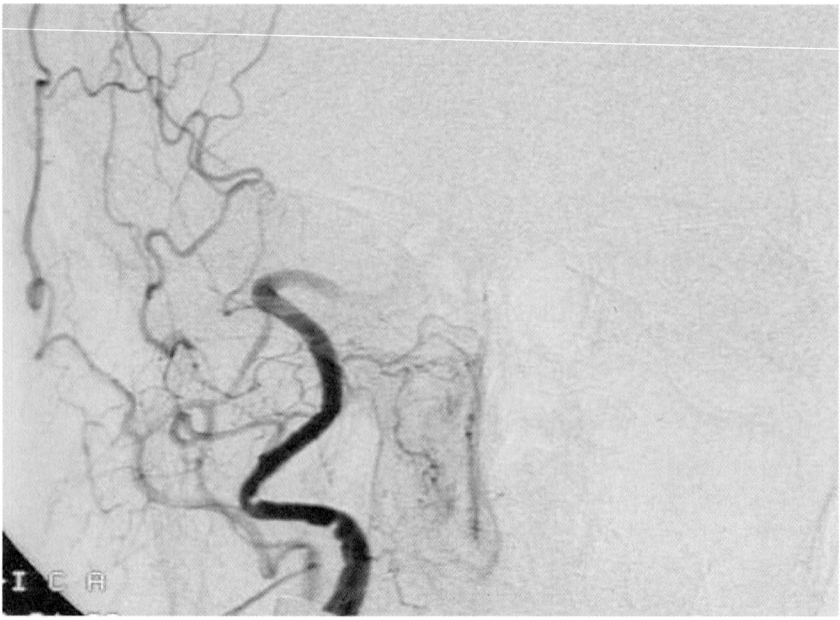

Type 1

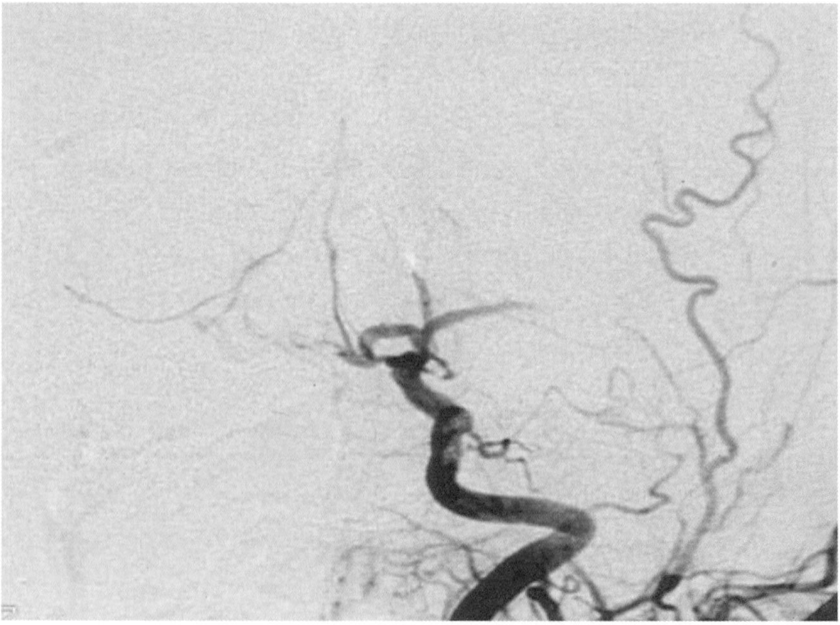

Type 2

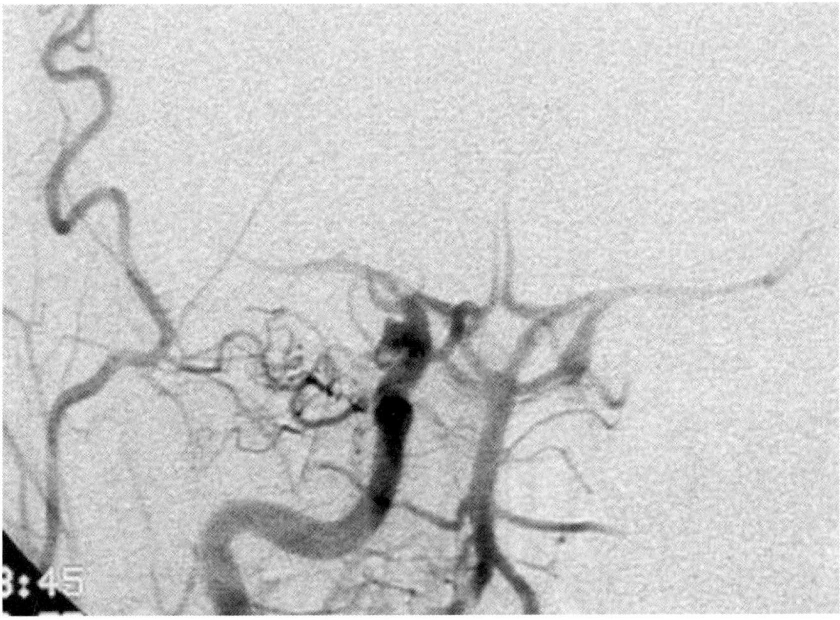

Type 3

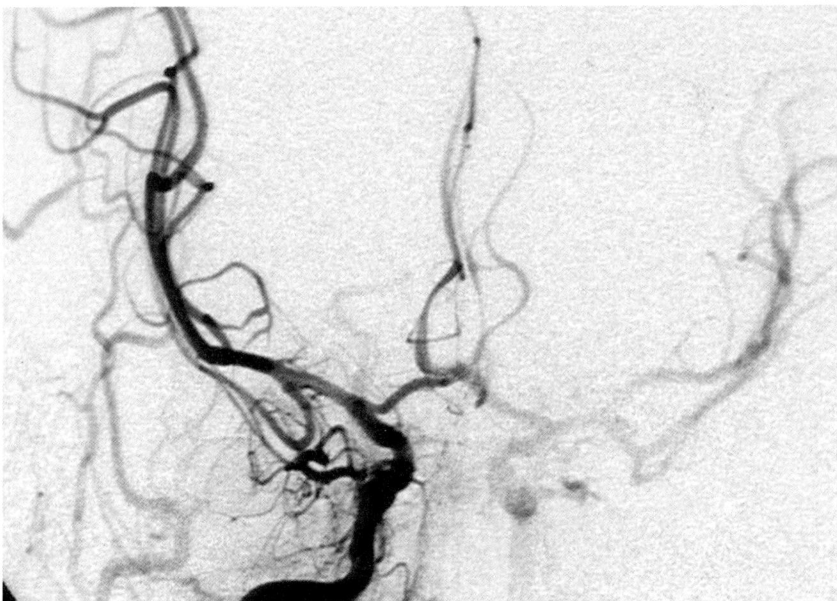

Type 4

뇌혈관내수술 도중 처음에는 보이지 않았던 misery collaterals가 보이는 경우도 있는데 이는 시술 도중 뇌 관류를 저하시키거나 급성 뇌부종을 야기시키는 어떤 원인에 의하여 환자의 예후가 나쁠 것을 암시해 주는 반면 즉시 뇌 관류를 회복시키는 적극적인 조치를 취해야 하는 시점을 알려준다는 의미에서도 이 misery collaterals의 이해는 중요하다. 이 책의 후반부에 각각의 뇌동맥류 증례에 대한 설명이 있을 것이나 우선 여기에서 coiling 도중 발견되었던 misery collaterals를 소개한다.

증 례

misery collaterals just after the procedure

42세 여자 환자, AComA aneurysm rupture, Hunt & Hess grade 4

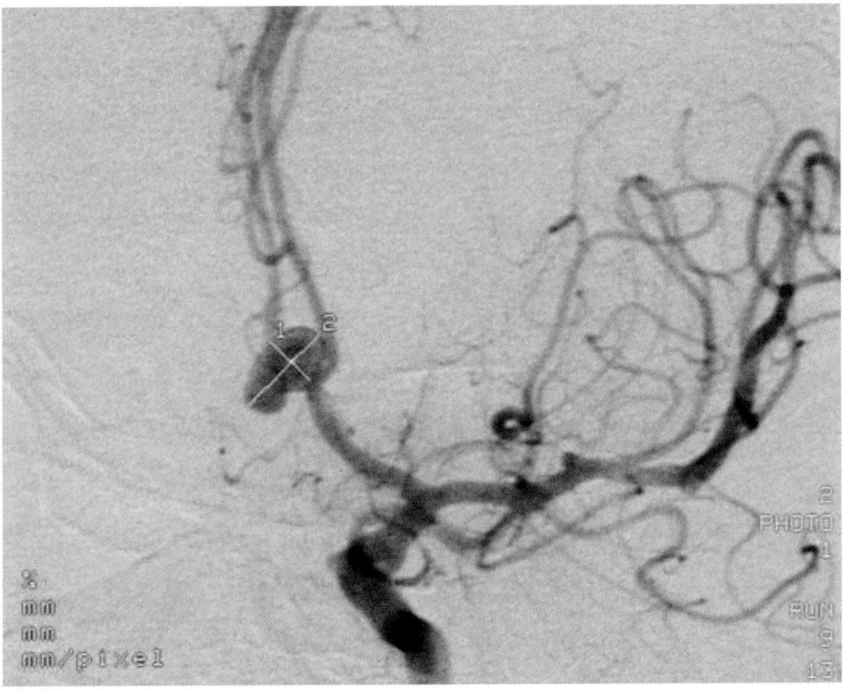

A : left dominant AComA aneurysm

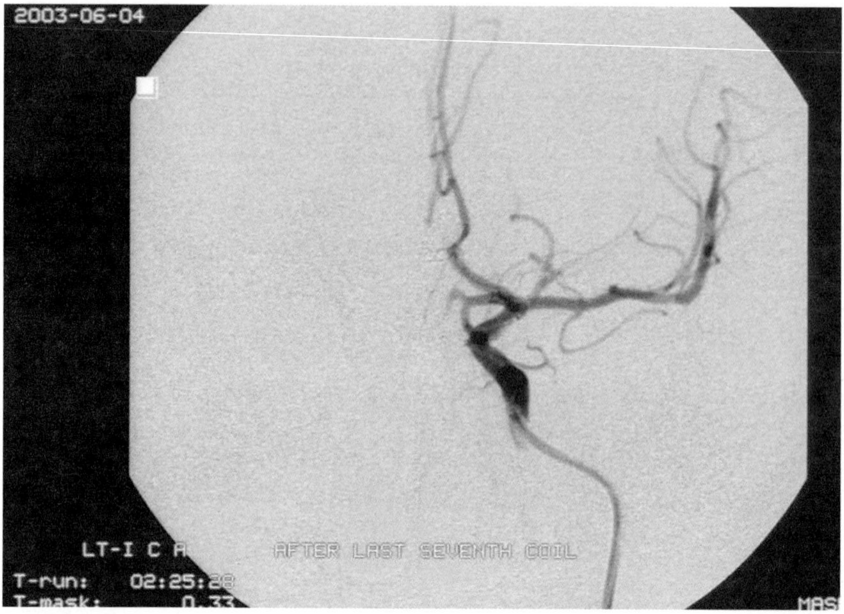

B : complete aneurysm coiling

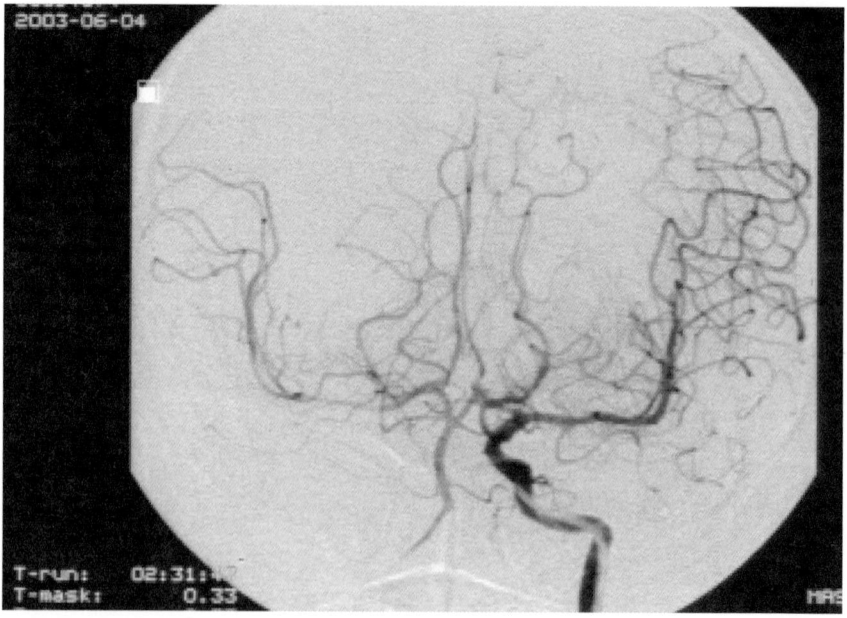

C : 6 minutes after the coiling, the control angiography showed misery collaterals type 4 which indicated the necessity of urgent ICP control

References

1. Alpers BJ, Bery RG, Paddison RM: Anatomical studies of the circle of Willis in normal brain. Arch Neurol Psychiatry 81: 409-418, 1959.
2. Bracard S, Lebdinsky A et al: Endovascular treatment of Hunt and Hess grade IV and V aneurysms. Am J Neuroradiol 23: 953-957, 2002.
3. Bradac GB, Simon RS: Angiography in brain death. Neuroradiology 7: 25-28, 1974.
4. Cloft HJ, Joseph GJ, Dion JE: Risk of cerebral angiography in patients with subarachnoid hemorrhage, cerebral aneurysm, and arteriovenous malformation: a meta-analysis. Stroke 30: 317-320, 1999.
5. Coyle P, Heistad DD: Development of collaterals in the cerebral circulation. Blood Vessels 28: 183-189, 1991.
6. Grote E, Hassler W: The critical first minutes after subarachnoid hemorrhage. Neurosurgery 22: 654-661, 1988.
7. Hoksbergen AW, Fulesdi B et al: Collateral configuration of the circle of Willis: Transcranial color coded duplex

ultrasonography and comparison with postmortem anatomy. Stroke 31: 1346-1351, 2000.

8. Hoksbergen AWJ, Majoie CBL et al: Assessment of the collateral circulation of the circle of Willis: Three dimensional time-of-flight MR angiography compared with transcranial color coded duplex sonography. Am J Neuroradiol 24: 456-462, 2003.
9. Jankowitz B, Levy EI et al: Indications for catheter based angiography of the cerebrovasculature. In: Neurosurgery Clinics of North America. Elsevier, New York 2005: 241-248.
10. Johnston DC, Chapman KM, Goldstein LB: Low rate of complications of cerebral angiography in routine clinical practice. Neurology 57: 2012-2014, 2001.
11. Kremer C, Groden C et al: Outcome after endovascular treatment of Hunt and Hess grade IV or V aneurysms: comparison of anterior versus posterior circulation. Stroke 30: 2617-2622, 1999.
12. Liebeskind DS: Collateral circulation. Stroke 34: 2279-2284, 2003.
13. Ross J, O'Sullivan MG et al: Impact of early endovascular aneurysmal occlusion on outcome of patients in poor grade after subarachnoid hemorrhage: a prospective,

consecutive study. Clinic Neuroscience 9: 648-652, 2002

14. Vanninen R, Koivisto T et al: Ruptured intracranial aneurysms: Acute endovascular treatment with electrolytically detachable coils – a prospective randomized study. Radiology 211: 325-336, 1999.
15. Weir RU, Marcellus ML et al: Aneurysmal subarachnoid hemorrhage in patients with Hunt and Hess grade 4 or 5: Treatment using the Guglielmi detachable coil system. Am J Neuroradiol 24: 585-590, 2003.
16. Yoshimoto Y, Tanaka Y et al: Angiographic assessment of cerebral circulation time for outcome prediction in patients with subarachnoid hemorrhage. Surg Neurol 62: 115-120, 2004.

제 4 장 뇌혈관촬영(Catheter based cerebral angiography)과 시술의 기본

뇌혈관촬영에 대하여는 거의 모든 책에서 다루고 있으나 여기서는 저자의 병원에서 하는 방법과 마취와 약제 투여 등 환자의 시술 전 관리를 같이 소개하고자 한다. 뇌혈관촬영 장치는 단면(monoplane)촬영 장치와 양면(biplane)촬영 장치가 있고 방사선 피폭량과 사용하는 조영제의 양, 복잡한 구조의 동맥류에 대한 뇌혈관내수술 시 동시에 여러 각도에서 시술 상황을 볼 수 있다는 점에서 양면 장치가 유리한 것은 사실이나 고정시켜 놓은 각도 이외의 영상도 항상 확인해야 할 필요가 있으므로 기계에 대한 과신은 금물이다. 최근 혈관의 3차원 영상을 구성할 수 있는 기술이 개발되어 상용화 되어 있고, 적은 방사선 양과 조영제로 효과적인 시술을 시행할 수 있게 되었다.

모니터(monitor)는 보통 4기 내지는 6기가 설치되며, 가능하다면 다양한 촬영 기법을 비교하기 위해 여러 개의 모니터가 있는 것이 유리하며, 이중 한 개의 모니터에서는 환자의 혈압,

심전도, 동맥 내 산소포화도, 호흡 등 환자의 vital sign과 상태를 모니터하는 화면을 배정하는 것이 좋다.

저자의 병원에서는 시술자와 보조자가 환자의 치료와 영상에 집중하기 위하여 테이블의 이동을 포함한 방사선 장비에 관련된 모든 조작은 뇌혈관촬영실 안에서 뇌혈관내수술 팀원인 방사선사에 의하여 이루어진다. 시술 도중 투시영상(fluoroscopic view)을 위한 작동과 간단한 DSA(digital subtraction angiography) 촬영을 위한 발 스위치(foot switch)의 조작은 시술자에 의한다.

조영제의 주입은 시술자가 직접 주사기를 이용하거나 조영제 주입기(injector)를 이용하는데, 정확한 용량을 정확한 시간에 주입하여 좋은 영상을 얻기 위하여, 또한 일정한 주입에 의한 시술 도중 변화하는 뇌혈류 순환 속도를 얻기 위하여서도 주입기를 사용하는 것을 권한다. 조영제가 담겨 있는 주사기나 주입기를 연결할 때 공기색전(air embolism)의 방지를 위하여 시술자는 물론 방사선사, 시술조수가 함께 이를 확인하여야 한다.

❑ 피폭 경감을 위한 복장

방사선 촬영에 있어 과도한 방사선 피폭은 시술자는 물론 같은 방에서 일하는 팀원과 환자의 안전을 위협할 수 있다. 신체를 보호하는 장비의 착용은 시술 전 잊지 말아야 하는 단계이다. 또한 시술자는 불필요한 촬영과 투시를 피하여 환자 및 팀원에 대한 피폭 경감에 노력할 필요가 있다. 피폭 경감을 위한 장비로는 몸체 보호장치 혹은 에이프런(apron), 경부 보호장치

혹은 갑상선 방어기구, 안구 보호장치 등이 있다.

❑ 시술 전 환자관리 및 준비

○ IV line 확보

주로 18 이나 20 Gauge needle로 다리에서 정맥을 확보한다. (3개일 경우 좌측 팔에 확보한다.)

진단 목적의 검사에는 한 개의 정맥을, 치료를 위한 시술에는 3개의 정맥을 확보한다. 한 개는 시술 도중 발생할 수 있는 환자의 상태 변화에 대응하기 위한 응급약제 투여에 이용되고, 다른 두 개는 마취를 위한 정맥 진정(IV sedation) 약제 투여에 사용하는데 1개는 Remifentanil, 나머지 1개는 Propofol을 연결한다.

○ 약제

환자는 기관삽관을 포함한 전신마취를 하거나 정맥진정 또는 각성상태에 시술을 받게 된다.

저자의 교실에서는 1996년 처음 이 치료를 시작할 때부터 현재까지 short acting barbiturate 계통의 sedatives와 analgesics를 이용한 정맥 진정(IV sedation)으로 시술하고 있다. 사용하는 약제로는 Propofol과 Remifentanil인데 용량으로는 Propofol 30 ug/kg/min으로 시작하여, 환자의 상태를 고려하여 70 ug/kg/min까지 증량한다. Remifentanil은 mu-opioid계 약물로 환자의 통증을 줄여 주기 위하여 사용되며 0.02 ug/kg/min로 유지하게 된다. 진정작용을 위하여 Midazolam 2-5 mg을 IV로 추가 투여하는 경우도 있다.

환자의 혈압, 산소포화도, 심전도 등을 지속적으로 관찰하면서 시술하며, 시술 도중 발생할 수 있는 응급 상황을 위한 약제(승압제, 감압제, 만니톨, 스테로이드 등)과 기구(기관 삽관용 기구, 인공호흡기) 등을 준비한다.

○ 헤파린(Heparin) 수액

- Normal saline 1 liter + heparin 3,000 iu (0.6cc)
  → connecting flushing fluid
- Normal saline 1 liter + heparin 5,000 iu (1cc)
  → for washing tray

대부분의 시술 및 기구는 헤파린 수액의 주입 또는 세척을 하면서 시행한다.

시술 시 혈전으로 인한 합병증 예방을 위해 사용하는 수액은 헤파린이 섞인 생리식염수를 사용한다. Guiding catheter와 microcatheter에 연결하는 헤파린 수액은 가압주머니(pressure bag)를 이용하여 동맥혈의 역류를 방지해야 하며, 연결 IV 도관에 다른 색의 테이프를 붙여 각각의 수액을 구분하여 시술 시 전담 간호사가 필요에 따라 drop 양을 시술자의 요청에 의하여 조절해 주어야 한다. 수액이 통과하는 도관(line)의 공기방울 유무를 세밀히 관찰하여 air embolism 발생을 예방해야 한다.

○ 상 차리기(Table setting)

효과적이고 안전한 시술을 위해 사용되는 기구들과 약품의

배치가 중요하다. 상 차리기는 진단적 검사나 뇌혈관내수술의 시작이므로 꼼꼼히 필요한 물품을 확인하고 위치 시켜야 한다. 저자의 교실에서는 충분히 카테터와 가이드와이어 등 기구를 담을 수 있는 큰 tray(530×430×80mm)에 헤파린 수액(NS 1 liter + heparin 5,000 iu)을 채운 후 각종 카테터와 가이드와이어를 담가 놓아 사용하는 기구의 표면을 매끄럽게 유지시키며 기구 외벽에 붙어 있는 혈전을 제거하는 데 이용한다.

Tray 안에 bowl(145×60mm)을 넣어 헤파린 수액을 별도로 채워, 환자에게 투여하거나 카테터 내강을 세척하는 데 이용하며, 10cc, 1cc 주사기를 넣어 사용한다. 버려지는 용액이나 혈액 등은 tray 밖에 별개의 용기에 담는다. 직접 주입하는 조영제를 담기 위한 bowl에 조영제를 채워 hand injection을 위해 준비한다. 동맥 천자와 관련된 #11 blade, needle holder, mosquito, 봉합용 needle, 3-0 silk 등은 작은 tray에 따로 보관하여 기구에 손을 찔리지 않도록 한다. 기구 이동에 있어서 카테터와 가이드와이어는 길이가 길고 탄성이 있기 때문에 튕겨져서 외부로부터 오염되는 경우가 있으니 주의한다. 환자 천자 부위 소독을 위한 베타딘 솜, sponge forceps와 시술 시 환자를 덮을 무균포를 준비한다.

❑ 환자에 대한 검사

시술에 앞서 증상 발현으로부터 병원에 내원하였을 때까지의 신경학적 증상의 변화는 물론 시술 전 환자의 전반적인 상태에 대해 가능한 모든 정보를 얻어야 한다. 환자의 일반적 전신 상태는 물론 과거 병력까지 꼼꼼히 확인하여 발생할 수 있는 합병증 및 부작용에 대해 대비할 필요가 있다. 시술 전 일반적인 검사로는 혈액 응고 기능 이상을 확인하기 위하여 CBC, PT (prothrombin time), INR(international normalized ratio), PTT (partial thromboplastin time)을 필요에 따라 검사하는데, heparin 사용량 결정을 위한 ACT(activated clotting time)이 가장 많이 이용되는 검사이다.

간혹 그냥 넘어가기 쉬운 것으로 신장기능의 검사를 위한 BUN(blood urea nitrogen), creatinine level의 혈액검사 소견은 매우 중요하다. 대부분의 조영제는 신 독성이 있기 때문에 시술 전과 후 혈중 수치에 신경을 써야 한다. 일반적으로 환자에게 허용되는 조영제의 양을 creatinine level에 의하여 계산하는데 그 공식은 다음과 같다.

Maximum tolerance contrast dose (tolerable volume of 300 non-ionic contrast or equivalent)
= weight (kg) × 5 ÷ serum creatinine (mg/dL)

만약 신부전증이 있는 환자 또는 많은 양의 조영제 사용이 불가피한 경우에는 진단(CTA : computerized tomographic angiography, DSA 포함)에서부터 혈관내수술이 완료될 때까지의 사용할 수 있는 최대 용량의 조영제 양을 계산하여 이를 지킴으로써 뇌동맥류 치료 후 과도한 조영제 사용으로 인한 급성 신부전증을 예방할 수 있다. 여러 개의 뇌동맥류를 동시에 치료할 경우 또는 여러 번 혈관조영촬영이 필요할 것 같은 복잡동맥류 시술 시에는 계획된 조영제 사용과 과도한 사용 전 미리 이를 알려줄 수 있는 뇌혈관내수술팀 팀원의 역할 분담이 필요하다.

일반적으로 serum creatinine level은 정상인에서 최대 약 1 mg/dL로 보았을 때 몸무게가 70kg이라면 당일 사용할 수 있는 조영제의 양은 70 × 5 ÷ 1 = 350으로 우리가 흔히 쓰는 뇌혈관촬영 조영제 350cc를 사용할 수 있으므로 미리 CTA와 진단 DSA를 했다 하더라도 한두 개의 파열 뇌동맥류를 치료하는 데 아무 문제가 없을 것이다. 만약 이미 신부전증이 있어 serum creatinine level이 5라면 사용할 수 있는 조영제 양이 70 cc로 줄어들기 때문에 경우에 따라서는 CTA 촬영만으로도 이미 급성 신부전증을 유발시킬 수 있는 상황이 되므로 조심해야 한다.

시술 전 서혜부(inguinal area) 및 천자 부위 대한 제모 및 상태, 피부상태, 맥박을 확인하고 천자 부위의 염증 및 이상이 확인되는 경우에는 다른 천자 부위를 고려해야 한다. 또한 발등동맥(dorsalis pedis)의 박동이 느껴지는 부위를 표시해서 시술 전후 대퇴동맥의 혈류 개통 여부를 확인하기 위해 박동의 세기를 비교한다. 시술 전 최소 6시간 이상의 금식을 원칙으로 하나 파열 뇌동맥류의 경우 응급 상황으로 시술해야 하는 경우가 많으므로 이를 무시하는 경우가 대부분이며, 의식이 명료한 환자라면 불안감을 덜기 위해 소량의 벤조다이아제핀(benzodiazepine) 계열의 Midazolam 등 약제를 사용할 수 있다.

❑ 사전 고지 (Informed consent)

검사에 앞서 환자에게 검사의 필요성, 대략적인 검사의 흐름, 검사 후 안정의 필요성, 검사와 관련된 합병증의 빈도와 합병증이 발생하였을 경우의 증상 등을 충분히 설명하고 이해시켜야 한다. 이런 사전 고지는 문서화하여 항목을 꼼꼼히 기술해야 하고 설명자, 환자(또는 보호자)가 서명날인을 하도록 한다. 일반적으로 조영제 관련 부작용, 천자 부위와 검사 혈관의 손상이나 뇌혈관내수술이 이루어질 때 이에 의한 합병증이 그 내용이 되겠는데 각 환자마다 뇌동맥류 부위와 모 동맥 상태, 신경학적 증상과 동반된 뇌 손상 정도가 다르므로 일괄된 형식보다는 개별적인 설명과 합병증 발생 가능성에 대한 신중한 접근이 필요하다.

보통은 뇌 혈관 조영촬영과 동시에 뇌혈관내수술이 이루어지기 때문에 환자와 보호자에게 이들 두 가지 시술에 대한 고지와 함께 시술, 수술동의서를 같이 받게 된다. 아무리 충분한 설명이 되었다 하더라도 예상치 못한 문제가 발생했거나 일순간 부주의에 의하여 야기될 수 있는 합병증에 대하여는 미리 이에 대한 설명이 안 되었을 수 있는데, 이러한 상황에 부딪혔을 때 의료진은 환자와 보호자에게 그때 그때의 상황을 정확하게 설명하고 정보를 제공해 줌으로써 환자와 보호자들이 의심 없이 이해하고 결정하도록 도움을 주어야 한다.

뇌동맥류는 파열되었든 파열되지 않았든 일단 발견이 되면 그 병 자체에 의한 것은 물론 현재까지의 의학이 허용하는 치료에 의해서도 환자의 생명을 위협하며 심한 후유 장애를 남길 수 있는 무서운 질환이다. 이러한 질환을 치료하는 국내 모든 뇌혈관내수술팀의 노력과 희생에 대하여 저자는 같은 길을 가는 동료로서 깊은 애정을 갖고 있으며, 환자를 관리하는 도중 의료진이 도움을 주려 했던 환자와 보호자 가족들로부터 당하는 불이익이 없는 환경이 빨리 올 수 있기를 바란다.

장황하고 사실 이상의 겁을 주는 informed consent는 바람직하지 않다. 이러한 사전 고지가 최선이 아니라 현재 각자의 병원에서 환자를 치료하기 위한 뇌혈관내수술팀의 노력과 수고가 우선해야 한다는 것을 염두에 두어야 한다. 저자의 경우는 어려운 문제가 발생하거나 중요한 결정을 해야 할 상황에 처했을 때 시간 여유가 있다면 환자 보호자에게 수술실로 불러 설명을 해 주고 중요한 시술 과정을 monitor를 통하여 볼 수 있도록 하고 있다.

❑ 혈관 천자

혈관 천자는 검사 및 치료의 시작이다. 바꾸어 말하면, 이 단계를 거쳐야 시술을 시행할 수 있다는 것이다. 시술자는 혈관 천자의 중요성을 인지하고 소홀히 해서는 안되며, 어느 혈관을 통하여 시술하든 되도록 한번의 천자로 시술을 진행할 수 있도록 집중 하여야 한다.

혈관 천자를 시행하는 부위는 대퇴동맥(femoral artery), 경동맥(carotid artery), 상완동맥(brachial artery), 요골동맥(radial artery) 등이 이용된다. 대퇴동맥은 가장 넓은 직경을 가지고 있으며 환자와 시술자 모두 편리할 뿐 아니라 여러 다양한 크기의 카테터 삽입이 가능하고, 쉽고 안전하게 천자를 할 수 있어 선호하는 혈관이다. 그러나 여러 가지 이유(혈관의 굴곡 정도, 대동맥 폐색, 비만 등)으로 5% 전후에서 대퇴동맥으로의 접근이 불가능하여 다른 부위로의 접근을 요한다.

요골동맥 천자는 시술 후 쉽게 지혈되고 보행이 바로 가능하다는 장점을 가지고 있으나 큰 내경의 카테터 삽입이 불가능하고 동맥주행의 정상변이(normal variant)가 있을 수 있다는 단점을 가지고 있다. 요골동맥과 관련된 측부혈행(collateral circulation)을 확인하는 검사로 Allen test와 modified Allen test가 있다. Allen test는 요골 동맥을 압박하여 혈류를 차단하고 손의 색 변화를 관찰한다. 이때 손이 창백해지면 측부혈행이 부족한 상태로 고려하여 천자를 피한다. Modified Allen test는 요골동맥과 척골동맥을 압박하고 척골 부의 압박을 푼 후, 손의 색 변화를 확인한다. 이때 혈액 공급이 되어 손의 색이 핑크색으로 회복되면 측부혈행이 있는 것으로 판단하여 천자를 고려한다.

상완동맥 천자의 경우는 역시 같은 장점을 가지고 있으나 정중신경손상(median nerve injury) 및 상완동맥 혈전증(brachial artery thrombosis)의 위험이 있다. 경동맥 천자(사진)는 검사의 목적으로는 최근 거의 이용되지 않지만 혈관내수술에 있어 선택적인 상황 즉 target 뇌동맥류까지 혈관 주행 굴곡이 심하여 병변까지의 접근이 어렵거나 접근하였다 하더라도 시술 도중

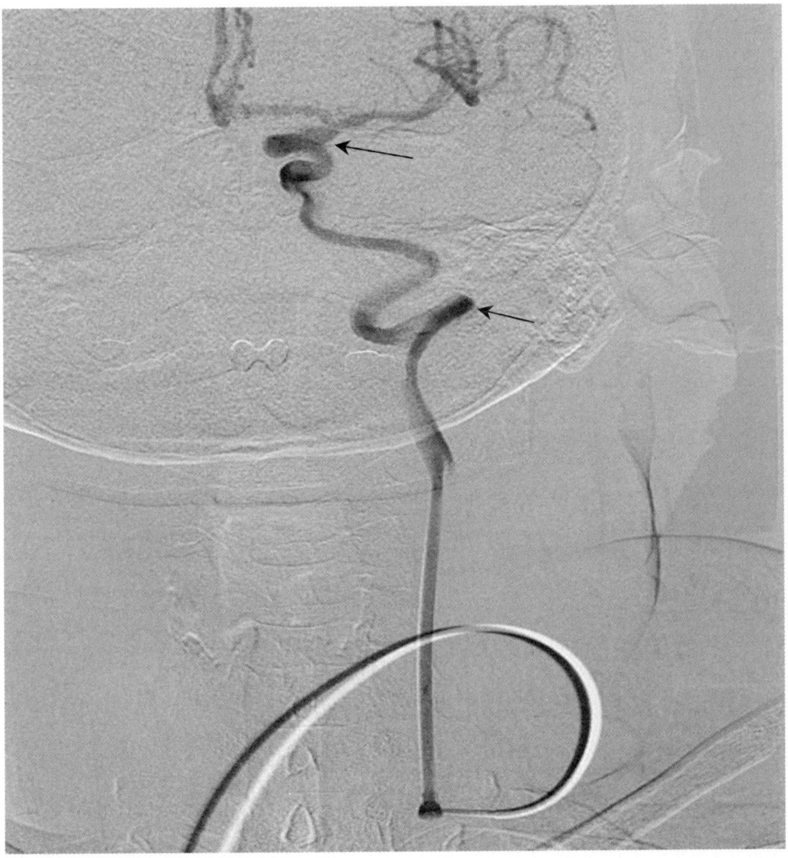

AComA aneurysm 시술을 위하여 femoral artery를 통한 guiding catheter를 설치하였으나 노령의 환자에서 심한 abdominal aorta tortuosity와 내경동맥 화살표 부위의 심한 angulation, 굴곡으로 microcatheter의 원활한 navigation to the target이 힘들어 직접 경동맥을 천자하고 short carotid artery sheath를 설치한 사진

원활한 미세도관 조정이 어렵다고 판단되면 사용할 수 있는데, 경동맥 직접 천자는 혈행과 같은 방향으로 천자되어 동맥 박리의 위험이 있고 경동맥소체(carotid body)의 자극 시 생체 징후(vital sign)의 변화가 올 수 있어 주의를 요하나 저자의 교실에서는 나이가 많은 환자에서 뇌혈관내수술이 필요한 경우 이 방법을 자주 사용하고 있다. 다만 주의해야 할 점으로는 치료 종결 후 지혈을 위한 경동맥 압박에 신경을 써서 예상치 못한 천자 경동맥으로부터의 출혈에 의한 기도 폐쇄를 주의해야 한다.

천자 방법으로는 크게 셀딩거 방법(Seldinger method)과 외벽천자(single wall puncture)의 방법이 있는데 시술종료 후 천자부위 suture material을 이용한 혈관봉합을 하려면 외벽만을 천자하도록 하는 것이 좋다. 셀딩거 기법은 외피와 바늘이 있는 셀딩거 바늘(Seldinger needle)을 이용하고 외벽천자는 외벽 바늘(single wall needle)을 이용한다. 천자 방법은 이미 여러 곳에서 소개가 되었기 때문에 여기서는 다루지 않겠다.

대퇴동맥 천자 시 환자가 다리 저린 통증을 호소한다면 대퇴신경을 건드린 상황이므로 더욱 내측으로 천자해야 한다. 동맥의 박동성 혈류를 확인한 후 투시촬영을 하면서 바늘 외피에 가이드와이어를 천천히 부드럽게 삽입한다. 외피 제거 후 가이드와이어를 따라 introducer sheath를 삽입한다. Introducer sheath 삽입은 시계 방향으로 돌리면서 천천히 부드럽게 시행한다. 삽입 후 측관에 헤파린 수액을 연결하고 가압 백을 이용해 지속적으로 또는 수시로 세정(flush)을 한다. 이는 sheath 주변의 혈전 형성을 방지하기 위해서다.

삽입 후에는 실크를 이용하여 sheath와 환자 피부를 봉합하여 동맥 박동이나 카테터 조작으로 인해 sheath가 밀려나오는 것을 방지한다. 외벽 천자는 후벽의 손상을 피할 수 있는 장점을 가지지만, 혈관 내강까지 충분히 도달하지 못했을 때 가이드와이어를 삽입할 경우 내막 박리 등의 합병증의 위험성이 있어 숙련을 요구한다.

합병증으로는 혈종, 복강내 출혈, 가성동맥류 등이 있는데 소량의 혈종은 보행 시 불편감을 호소할 수 있으나 자연적으로 회복된다. 하지만 가성동맥류의 발생은 혈종과 동반하므로 다량의 혈종이 있는 환자 특히 의식이 떨어진 환자에 있어서는 그 발생을 의심해야 하며 초음파 등의 검사로 확인한다.

동맥천자는 서혜부 인대(inguinal ligament) 위에서는 하지 않고 2 횡지 아래로부터 비스듬하게 위를 향해 천자하므로 복부 가까이 천자하면 압박이 불충분 할 경우 복강 내 출혈의 위험이 있다. 너무 아래에서 천자하면 대퇴동맥 분지부에서 가이드와이어가 다른 분지로 들어가 유도관이 역전되는 경우가 있다. 약 1-9% 정도에서 내막 박리에 의한 가성동맥류(peudoaneurysm)가 발생한다. 증상은 보통 천자 후 2-3일 내에 발생하고 천자 부위의 동통, 발적, 박동성 종괴, 파열에 의한 저혈량성 쇼크(hypovolemic shock) 등이 발생할 수 있다. 진단은 초음파로 90% 이상 확인이 가능하며, 최근에는 혈관 CT로 촬영하여 진단할 수 있다. 위험인자로 비만, 고령, 고혈압, 항응고 재제 투여 경우 호발하는 것으로 알려져 있으며 경우에 따라서 수술적 치료가 필요하다.

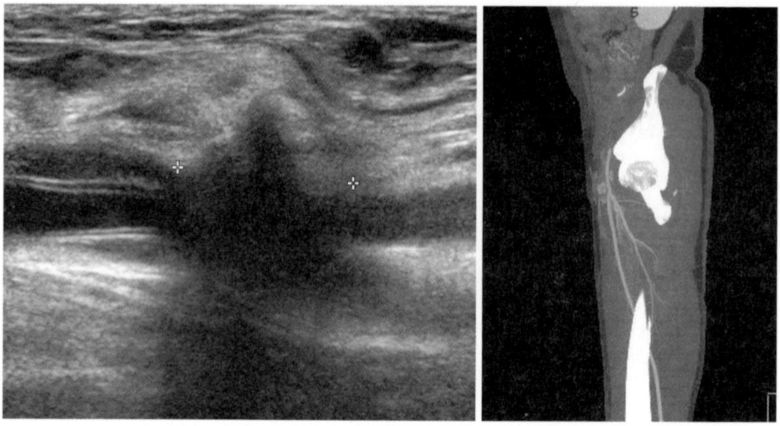

대퇴동맥 가성 동맥류의 초음파 소견과 CT 혈관 촬영 소견

❑ 카테터 설치

저자는 진단적 검사을 위한 카테터로 5 Fr head hunter catheter(Cooks Inc.)를 사용하고, 뇌혈관내수술 시에는 가이드 카테터로 6Fr Guider Softip XF(Boston Scientific, Fremont, California, U.S.)를 주로 사용한다. 가이드 와이어는 친수성 코팅으로 되어 있어 카테터와 마찰을 최소화 하도록 제조되어 있다. 미리 헤파린 수액에 15-30초간 적신 후 사용한다. 0.035 inch Terumo Glidewire(Boston Scientific, Fremont, California, U.S.)와 같이 사용하는데 기본형(standard)는 150cm, 교체용(exchange)은 260cm이다. 기본 원칙으로 카테터는 가이드와이

어를 따라 진행시키며(over the guidewire), 카테테를 축성 회전(co-axial rotation)시킬 때에는 가이드와이어를 카테터 안으로 빼놓은 후에 시행한다. 저항을 느낄 때에는 카테터나 가이드 와이어에 무리하게 힘을 주지 않으며 충분한 헤파린 수액 세정하에 시술을 진행한다.

진단 검사를 위한 혈관촬영 시에는 보통 카테터에 헤파린 용액의 지속적 주입을 하지 않으면서 시행하기 때문에 시술 도중 보통 1-2분 간격으로 수시로 세정을 한다. 가이드와이어를 따라 카테터가 이동하게 되며, 각각의 대동맥 궁 분지를 찾아 위치한다. 카테터나 가이드와이어에 의한 혈관 손상을 주의하며 천천히 부드럽게 진행시켜야 한다. 일단 가이드와이어를 대동맥궁(aortic arch)까지 진입시켜야 하는데 가이드와이어를 이용하여 하행 대동맥의 기형이나 굴곡들을 확인하며 조심스럽게 진행한다. 가이드와이어를 지나치게 진행시켜 심장 내로 들어가면 부정맥이나 혈전 및 색전의 위험이 있으므로 주의해야 하며, 심전도로 확인할 수 있다.

일반적으로 상완두동맥간(brachiocephalic trunk), 좌측 총경동맥(left common carotid artery), 좌측 쇄골하동맥(left subclavian artery)순으로 시행 된다. 혈관의 굴곡이 심해 분지의 기시부를 찾기 힘들 때는 돼지꼬리 카테터(pig-tail catheter)를 이용하여 대동맥궁을 촬영하면 도움이 된다.

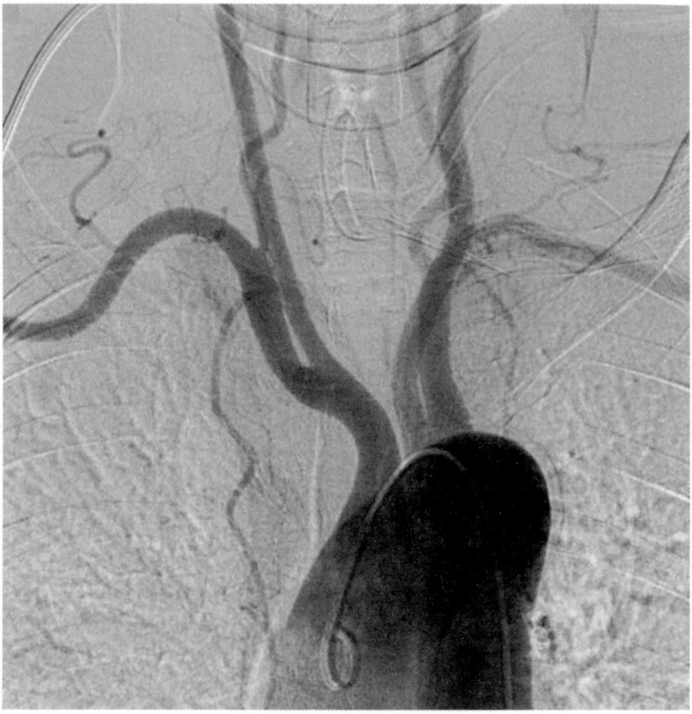

Aortic arch 영상 소견

우측으로부터 상완두동맥간(brachiocephalic trunk), 좌측 총경동맥 (left common carotid artery), 좌측 쇄골하동맥(left subclavian artery)

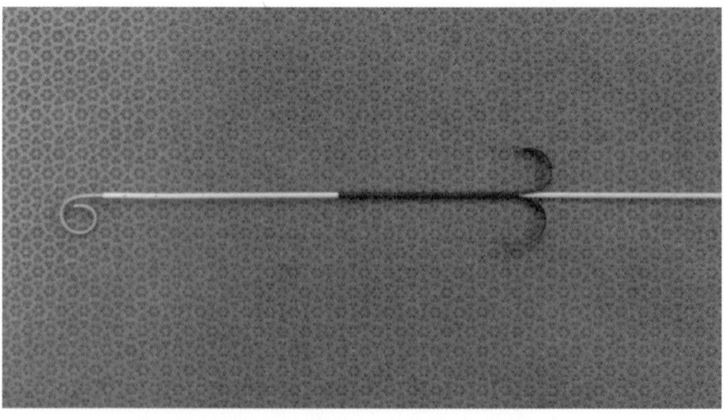

돼지꼬리 카테터 (pig-tail catheter)

진단용 카테터는 크게 단순 커브 카테터(simple curve catheter)와 복합 커브 카테터로 나누는데, 일반적으로 단순 커브 카테터를 이용하고 혈관의 굴곡 때문에 힘들 때는 복합 커브 카테터(complex curve catheter)를 이용한다. 저자는 단순 커브 카테터로는 head hunter catheter(H1)(Cook Inc.)를 이용하고 복합 커브 카테터로는 HN5(Cook Inc.)를 이용한다.

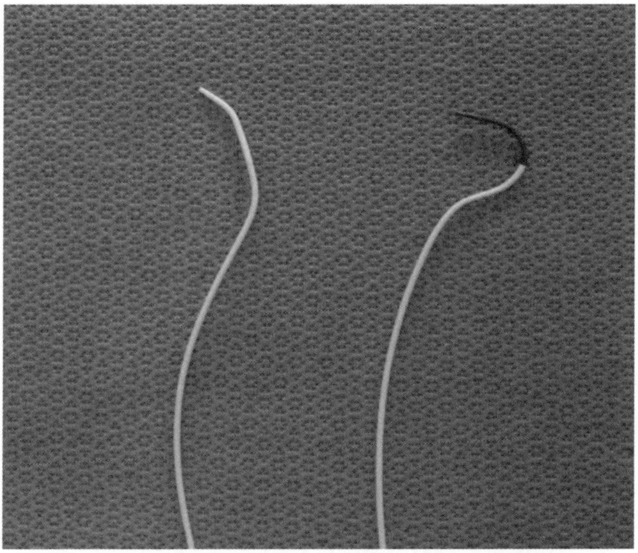

H1 catheter (좌측)와 HN5 catheter (우측)

복합 커브 카테터는 근위부 혈관을 선택하는 데에는 용이하지만 원위부 혈관으로 진행이 어려운 단점이 있다. 이럴 때는 교환용 가이드와이어(0.035 또는 0.038 inch, 260cm, Termo Glidewire)를 이용하여 단순 커브 카테터로 교환할 수 있다. 교환 시에는 투시화면에서 가이드와이어의 혈관 내 움직임을 확인하며 진행해야 한다. 이때 제거하는 카테터가 혈관의 분지부를 빠져나올 때 가이드와이어가 같이 빠져 나올 수 있으므로 주의해야 하며, 체외로 나와 있는 가이드와이어에 묻은 혈전을 heparin saline에 충분히 적신 wet gauze로 잘 닦아내어 혈전에 의한 색전증을 방지해야 한다.

일단 대동맥궁의 분지가 확인이 되면 혈관을 선택하여 촬영하게 되는데 road map technique이 유용하게 사용된다. 되도록 안전한 시술이 되기 위해선 road map technique을 사용하여 혈관의 굴곡이나 변이를 확인해야 하고, 조영제의 시험 주입(test injection)을 시행하여 설치된 혈관을 확인하고 내막손상 및 atheromatous vessel narrowing 여부를 확인하는 것이 좋다. 카테터 tip이 혈관 내벽에 맞닿게 되면 혈관 연축이나 내막 손상을 일으킬 수 있기 때문에 목표 혈관에 설치할 때 카테터의 tip을 축성 회전시켜 혈관의 굴곡에 맞춰서 설치를 하도록 한다.

혈관의 굴곡이 너무 심해서 카테터가 가이드와이어를 잘 따라 올라가지 못하는 경우에는 좀 더 뻣뻣한 가이드 와이어를 사용할 수 있다. 저자의 교실에서는 road runner PC wire(Cook Inc.)를 사용한다.

카테터 설치 시 합병증으로는 혈관 손상, 혈전 색전증, 혈관 연축, 조영제 알레르기, 급성 신부전증 등이 있다. 혈관 손상은 1% 이내에서 발생하는 합병증이고 비교적 양호한 예후를 가지지만 치명적인 결과를 초래할 수도 있기 때문에 시술자는 항상

이를 염두에 두어야 한다. 특히 추골동맥(vertebral artery)의 경우 경동맥(carotid artery)에 비해 내경도 작고 골 구조(bony structure)를 통과하기 때문 쉽게 손상을 받을 수 있다. 되도록 진단을 위한 검사라면 근위부(V3 이하)에서 촬영을 시도하는 것이 좋으며 좌측 척추동맥에 삽입이 어려우면 좌측 팔에 압력 커프(pressure cuff)를 감아 혈류를 차단시키고 쇄골하동맥(subclavian artery)에 카테터를 설치하고 촬영할 수도 있다.

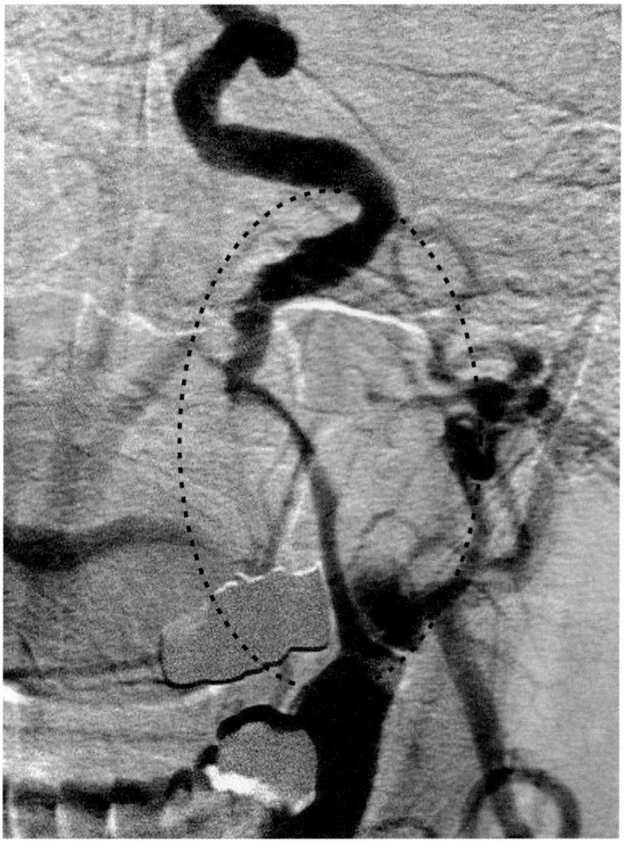

의인성 경동맥 박리(iatrogenic dissection on internal carotid artery)

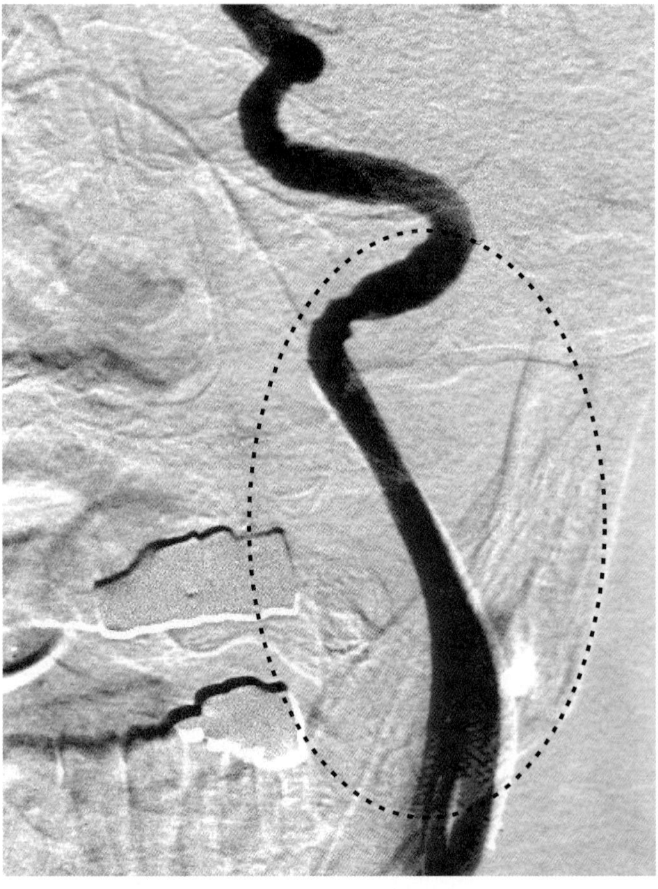

스텐트 삽입술로 치료 후 조영 사진

검사 시 발생한 혈전, 색전증은 대부분은 무증상이다. 장시간의 카테터 설치를 자제하고 조심스러운 헤파린 세척으로 혈전 형성을 방지하여야 한다. 혈전증의 경우 바로 혈전용해술로 치료할 수 있다. 카테터와 조영제 주입기나 조영제 주사를 연결할 때 air embolism에 유의해야 한다.

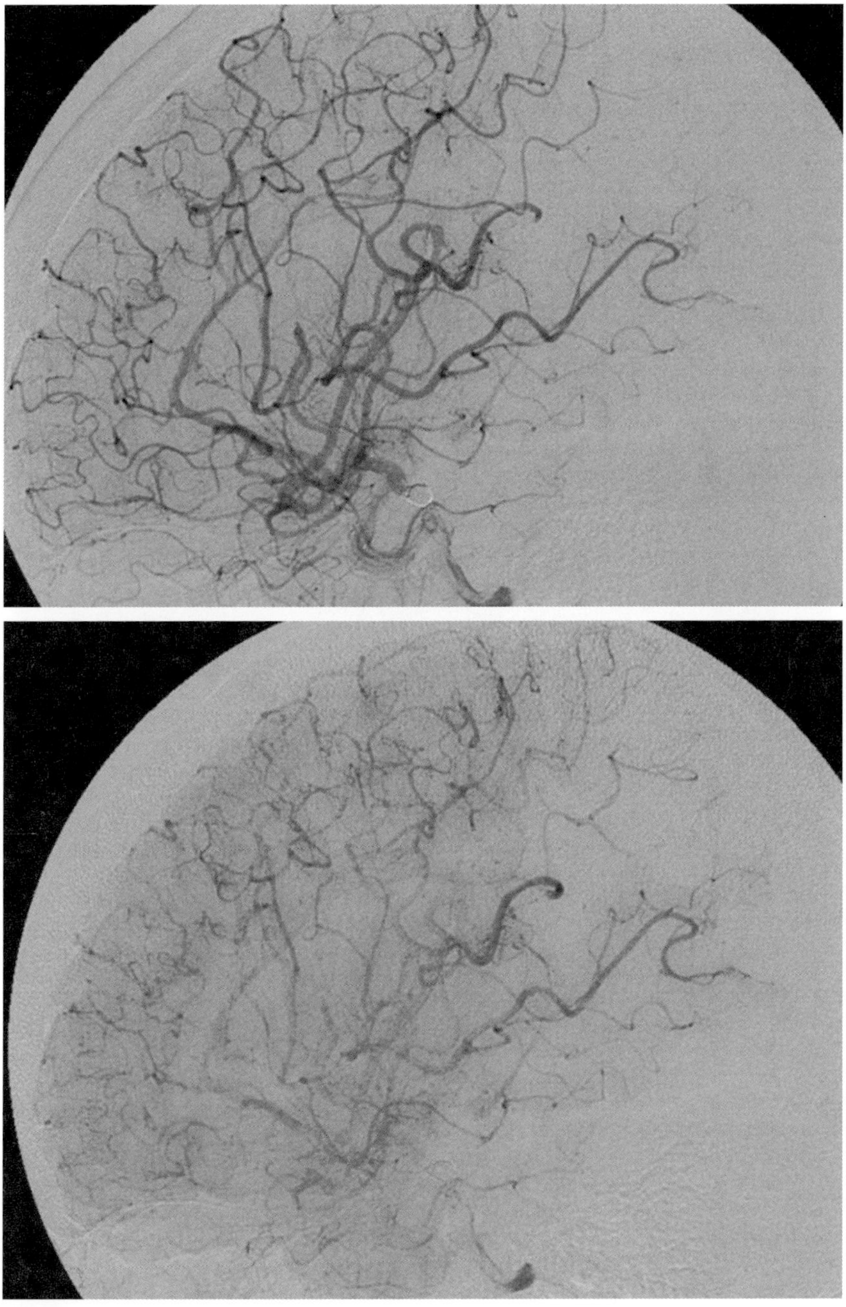

동맥류 치료 후 발생한 원위부 혈전 색전증 소견 : 원위부 중대뇌동맥의 폐색을 확인할 수 있다.

카테터나 가이드와이어의 조작에 의하여 혈관 연축이 발생할 수 있다. 조영술에서 협착과 조영제의 정체로 확인할 수 있으며 동맥 박리와 감별을 해야 한다. 대부분 시간이 지나면 자발적으로 회복되며 연축 발생이 확인되면 일단 카테터를 제거하고 회복을 확인한 후 진행해야 한다. 또는 혈관확장제(verapamil, nicardipine 등)을 이용하여 치료할 수 있으며, 이때는 저혈압이나 서맥 등이 발생할 수 있으므로 주의한다.

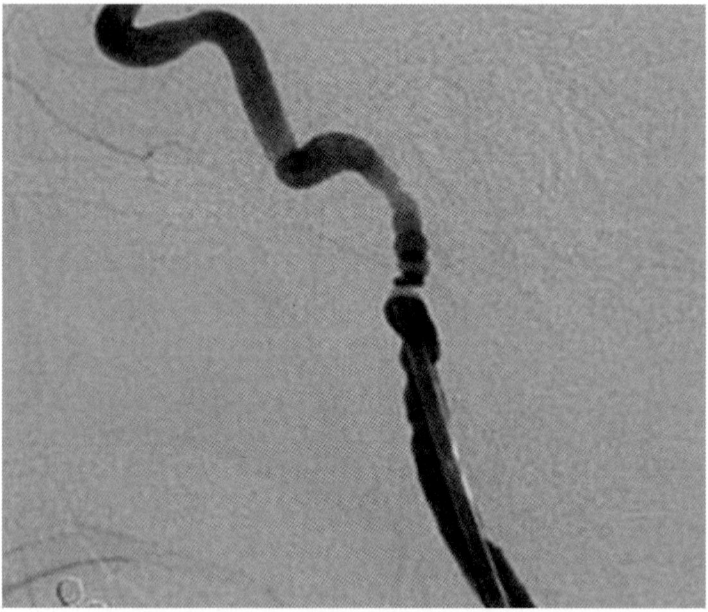

Guiding catheter에 의한 mechanical vasospasm

심한 경우에는 catheter distal flow가 없게 되어 contrast material이 계속 catheter tip의 원위부 혈관에 머물러 있게 되는데 이때 circle of Willis의 communication vessel에서의 collateral circulation이 없거나 부족하면 이러한 상황만으로도 시술 후 편마비, 의식저하 등의 합병증을 유발할 수 있으므로 주의를 요한다.

조영제에 과민반응을 보였던 환자는 스테로이드를 전처치하여 시술을 하기도 한다.

기존의 신기능 저하, 당뇨, 고령, 탈수증, 고혈압, 신독성 약제 투여자 등이 고위험군이며, 검사 전 후 충분한 수액 공급이 필요하며, 저삼투성 조영제의 사용도 도움이 된다. 최근에는 예방 목적으로 sodium bicarbonate와 N-acetylcysteine을 투여하기도 한다.

제 5 장 뇌동맥류 혈관내수술(Endovascular aneurysm coiling)의 기본 수기

혈관내수술은 지속적인 헤파린 수액 주입 하에서 시행한다. 이를 위해 카테터에 rotating hemostatic valve를 연결 하고 헤파린 수액을 연결하여, 카테터로부터 혈액의 역류와 공기 색전을 예방한다. Guiding catheter 설치 후 road map image를 시행하고, microcatheter tip을 병변에 도달시켜 coiling을 하게 된다. Microcatheter와 micro guidewire는 질환의 종류, 위치, 크기에 따라 다양하게 선택된다.

최근 영상 및 스텐트를 포함한 coiling 기술의 발전으로 뇌동맥류 혈관내수술의 적응 범위는 확대되고 있다. 저자는 일반적으로 환자를 진정 상태(sedation state)에서 치료하며, 선택적인 상황에서 환자 상태의 확인이 필요할 때 환자를 깨워 각성(awaken) 상태에서 신경학적 검사를 해가며 coiling을 시도한다. 이러한 진정 상태에서의 뇌혈관내수술의 또 다른 장점은

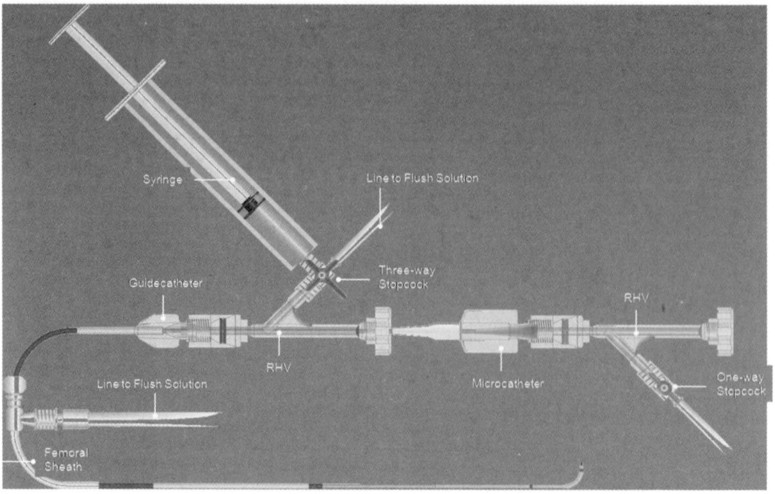

가이드 카테터와 마이크로 카테터의 설치 모식도

coiling 도중 코일이나 기타 도구에 의한 뇌동맥류 파열이 발생했을 때 환자의 EKG 변화와 혈압 상승, 몸을 움직이거나 흥분상태로 되어 시술에 의한 파열을 예측할 수 있어 빠른 두개강내압 조절 약제의 투여와 제2, 제3의 치료를 빨리 적용할 수 있다는 점이다. 또한 Propofol은 환자를 빠른 각성 상태로 회복시킬 수 있어 치료가 끝남과 동시에 환자를 각성 상태로 변환시켜 시술 전과 비교한 시술 후의 의식 상태를 비교할 수 있다.

대퇴동맥을 6 Fr introducer sheath를 이용하여 확보한 후 6 Fr Guiding catheter를 가능한 멀리까지 목표 혈관에 설치 한다. 경동맥인 경우는 petrosal segment, 척추동맥의 경우에는 V2 level의 추간공까지 위치시키는 것이 좋다. 6 Fr 가이드카테터로 Guider Softip FX (Boston Scientific, Fremont, California,

U.S.) 또는 Envoy (Cordis Corp.)를 이용한다. 여러 종류의 microcatheter와 micro guidewire를 사용할 수 있는데 각각에 따라 특성이 있으나 회사별로 큰 차이는 없으며 가장 중요한 것은 자기 손에 익숙한 것, 그 동안 오랫동안 사용하여 그 성질을 잘 알 수 있는 것을 사용하는 것이 좋다. 저자의 경우 microcatheter로는 주로 Excelsior SL-10 이나 Excelsior 1018 (Boston Scientific, Fremont, California, U.S.)을 이용하고, micro guidewire로는 0.014-inch Transend soft tip이나 platinum(Boston Scientific, Fremont, California, U.S.)을 선호하고 있다.

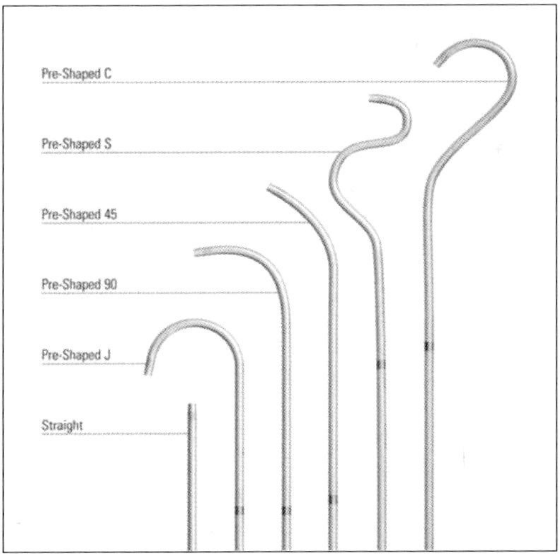

Excelsior SL-10, 1018 microcatheter

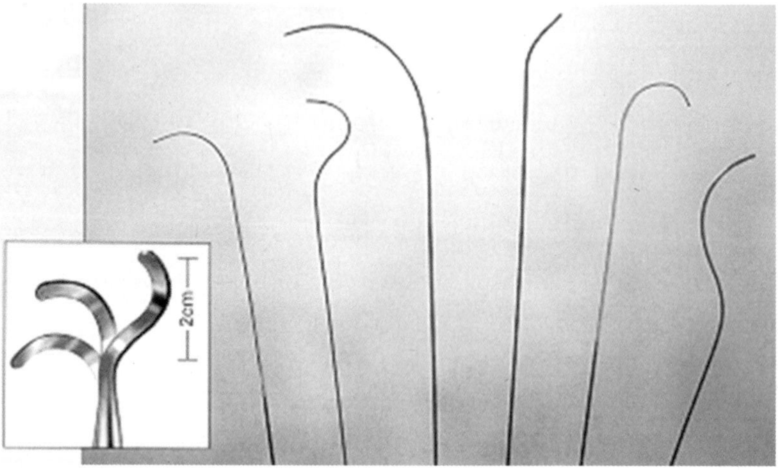

Transend micro guidewire

동맥류와 모 혈관의 형태학적 관계에 따라 microcatheter와 micro guidewire의 distal end를 shaping 해야 하는 경우가 많은데, 상품 출하 시 이미 각도가 모양이 만들어져 있는 microcatheter가 현재 공급되고 있으며, 필요한 경우 steam에 약 10초간 쐬어 모양을 만들 수도 있다. 저자는 일반적으로 microcatheter를 shaping 없이 그대로 사용하는 것을 좋아하며 큰 ICA aneurysm의 경우 40° angle microcatheter를 이용하기도 한다. Micro guidewire는 introducer를 이용하여 J, S 또는 C자형으로 만들어 사용하는데 동맥류와 모혈관 사이의 각도가 완만하면 J자형, 각도가 급하면 S자형으로 만들면 효과적이다. Introducer는 microcatheter 허브나 rotating hemostatic valve를 통하여 micro guidewire를 삽입할 때 사용되는 기구이며 micro guidewire의

축성회전은 torque를 이용한다.

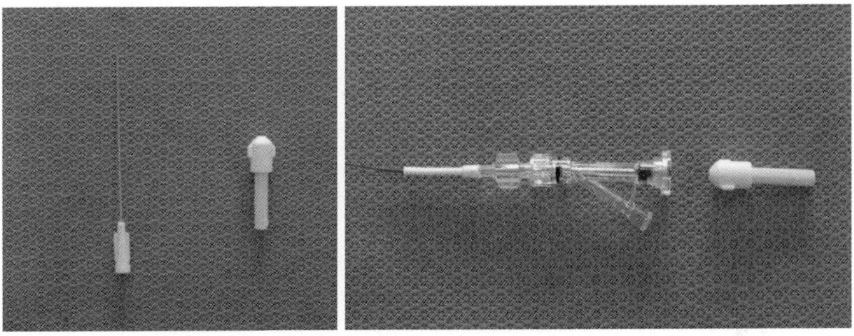

마이크로 가이드와이어에 사용되는 introducer와 torque

혈관 굴곡이 심한 환자에서는 각각의 혈관 curve에서 기구들에 가해지는 energy에 의한 긴장도 때문에 도관이나 와이어가 진행하면서 갑자기 튀어나가는 현상(jumping)이 발생할 수 있으므로 진행 시 필요에 따라 microcatheter를 뒤로 물러나게 하여 가능한 품고 있는 긴장도를 풀면서 시술해야 한다. 특히 AComA aneurysm이나 distal ACA aneurysm과 같은 원거리 뇌동맥류, 또는 tortuous vertebrobasilar artery를 가지고 있는 환자에서의 basilar top aneurysm에 대한 시술 때는 이러한 문제에 대하여 신경을 써야 한다.

뇌동맥류의 어느 부분에 microcatheter tip을 위치시켜야 할지에 대하여는 microcatheter와 사용하려고 하는 coil의 특성에 따라서도 달라지겠지만 동맥류의 모양과 크기, 재출혈을 방지하기 위하여 꼭 막아야 할 target이 어디인가에 따라 달라지게 된다. Coiling 도중 뇌동맥류 벽에 부딪히는 코일의 반발력에 의하여,

또는 이미 설치한 코일에 의하여 다음 코일이 자리잡으면서 loop을 형성할 때 microcatheter tip의 위치는 항상 동맥류 안에서 움직이게 되는데, 이러한 것이 안전한 coiling을 방해할 수도 있으나 경우에 따라서는 이러한 성질을 이용함으로써 시술자가 의도하는 대로 coil delivery의 위치와 모양을 조정할 수도 있다.

그러나 뇌동맥류 속 microcatheter tip의 미세한 위치 변동에 의한 coiling을 적용하는 단계에 이르려면 각각의 사용하는 microcatheter, coil 등의 성질을 충분히 알고 있어야 하며, 이상하게 들릴 수 있지만 시술자의 오른손 엄지와 검지 손가락 끝으로 코일이 감기며 들어가는 모양을 보고, 코일들끼리 부딪히는 소리를 들을 수 있어야 한다. 혹자는 microcatheter, micro guidewire, coil, stent 등 각 회사별 제품 특징을 설명하면서 상황에 따라 여러 종류의 기구를 사용하는 것이 유리하다고 하는데, 저자의 경험에 의하면 자기 손에 익숙한 한두 회사의 제품을 숙달시켜 이들 특징을 이용하는 것이 더욱 좋은 결과를 얻을 수 있다.

일반적으로 coiling 초반부 코일의 선택은 3차원 구조를 가진 코일이 주로 사용되고(3D, 360 GDC [Boston Scientific, Fremont, California, U.S.], Complex[Microvention]), 중간부에는 2차원 구조를 가진 코일(Helical), 종반부에는 짧고 작으며 매우 부드러운 코일(Ultrasoft[Boston Scientific, Fremont, California, U.S.], Hypersoft[Microvention])이 사용되어 마무리 된다.

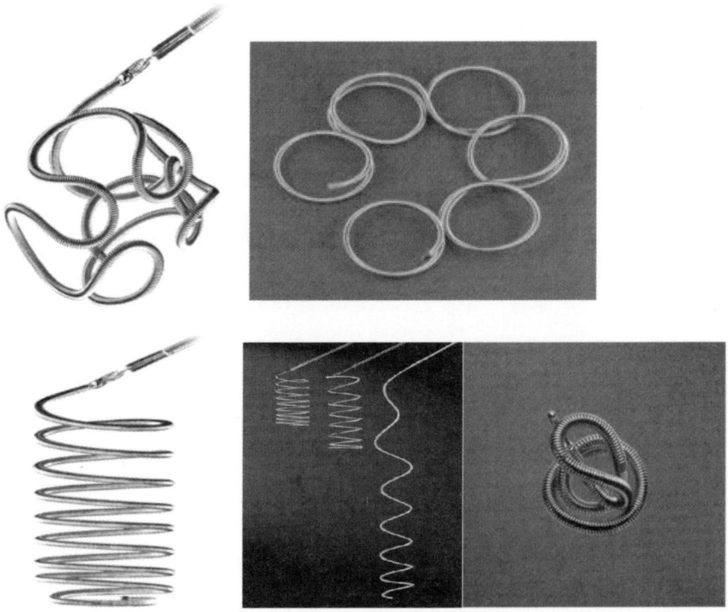

코일의 종류

3D 코일(위 좌측), complex coil(위 우측), 2D helical 코일(아래 좌측)
아래 중간 : ultrasoft coil(좌로부터 standard, soft, ultrasoft),
아래 우측 : mini complex fill coil

뇌동맥류의 내부가 조영이 되지 않을 때까지 coiling procedure가 진행된다. 시술 초반부에는 동맥류의 파열을 주의해야 하며, 종반부에는 코일의 탈출이나 stretching 등에 유의해야 한다. 치료 후 microcatheter의 제거는 micro guidewire를 이용하여 제거해야 하는데 (안에 남아 있을 수 있는 코일 tail을 밀어내는 기분으로), 이는 마지막 코일의 탈락부가 microcatheter 안에 남아 있을 경우 microcatheter만으로 제거 시 이 부분이 같이 동맥류 밖으로 빠져 나와 엉뚱한 문제를 일으킬 수 있기 때문이다.

❑ 스텐트

복잡 뇌동맥류(complex aneurysm)에 대한 뇌혈관내수술에서 balloon 또는 stent를 이용한 assisted neck plasty를 이용하는데 시술자에 따라 이들 중 어느 한 쪽을 선호할 수 있을 것이나 저자의 경우 주로 stent를 이용하여 시술하는 경우가 대부분이다. 물론 balloon이 필요한 경우도 있기 때문에 이들 두 가지 방법에 대한 사용 요령은 알고 있는 것이 좋다.

처음엔 심장혈관용 스텐트를 뇌혈관 질환에 사용하였으나 풍선확장방식(balloon expandable stent)으로 강한 radial force에 의한 neointimal hyperplasia나 혈관 손상의 문제들이 발생하였다. 최근에는 자가확장방식의 스텐트(self expandable stent)가 개발되어 뇌혈관질환에 선택적으로 사용되고 있다. 주로 경부가 넓은 뇌동맥류의 치료에 사용되며, 저자의 교실에서는 self expandable, open cell design의 Neuroform stent(Boston Scientific Sci.)와 closed cell design인 Enterprise(Cordis)를 같이 이용하고 있다.

스텐트는 넓은 경부를 갖고 있는 complex aneurysm에 대하여 single stent, tandem stent, stent in stent, Y-configured double stent, waffle corn technique, jail technique 등의 다양한 기법을 이용하여 coil과 함께 사용하기도 하며, 아직까지

Pipeline stent(Chestnut, U.S.)와 같은 micro-cell stent를 사용할 수 없는 국내에서는 flow diversion을 위한 stent monotherapy 용도로 coiling 없이 사용할 수도 있으나 그 효과는 확실한 것 같지 않다. 이들 각각의 사용법은 증례 소개에서 다룰 것이다.

원래 미국 FDA에서 인정한 Neuroform, Enterprise 등의 적응은 경부가 넓은 파열되지 않은 뇌동맥류의 경우이며, 이는 stent를 사용하기 3-5일 전부터 double antiplatelets(Plavix 75 mg + Aspirin 100-300 mg) 투여를 권장하는데 이러한 stent 사용에 의한 혈전 방지를 위하는 치료가 재출혈을 더 빨리 유발할 수 있을 뿐 아니라, 3-5일간의 약물투여 기간 동안 기다릴 수 없기 때문이다.

그러나 최근에는 급성기 파열 뇌동맥류에서도 각 교실마다 별도의 방법을 사용하여 stent를 사용하여 좋은 결과를 보고하고 있다. 그 한 예로 보통 시술 6시간 전에 Plavix 6-8T (450-600 mg)를 한번에 PO로 복용시킨 후 시술한다. 그러나 저자의

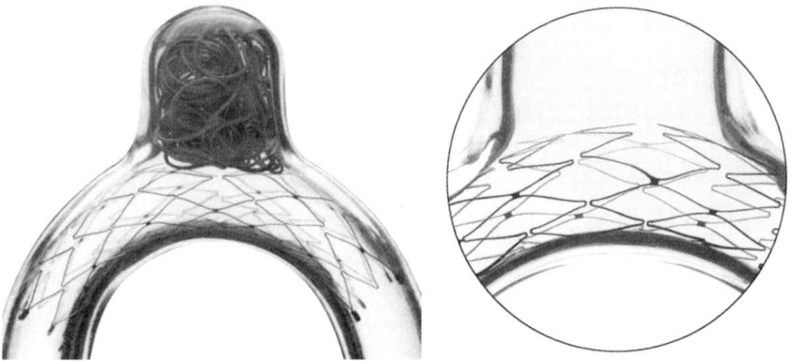

Neuroform3 stent (Boston Scientific, Fremont, California, U.S.)

경우에는 Plavix의 약효가 나타나는 6시간 이상을 기다릴 수 없을 뿐 아니라 그 효과도 확실치 않아, 일반적인 시술에 사용하는 systemic heparinization과 함께 시작하고 stent를 설치하는 시점에서 Aspirin 900 mg IV를 하고 있다.

❑ 지혈

시술의 마지막 단계는 천자 부위의 지혈이다. 병변의 치료만큼이나 중요한 단계로 신중을 기해야 한다. 대퇴동맥의 혈관조영술을 시행하여 손상 유무를 확인 후 지혈하게 되는데, 보통 손이나 기계로 약 10-15분 정도 천자 부위를 압박하여 지혈하는 방법이 있으나 불완전 지혈이나 6시간 이상의 침상 안정의 단점이 있어 최근에는 지혈 장비를 사용한다. 대표적으로 천자 부위를 봉합하는 Perclose와 collagen 물질로 천자 부위를 압박하여 지혈하는 Angioseal 등이 있다.

이미 혈전 형성 방지 약제를 지속적으로 복용하고 있었던 환자, 시술 중 혈전 방지를 위한 systemic heparinization을 했거나, stent 또는 balloon 사용으로 많은 용량의 항응고제를 사용한 경우 추천되며, 쉽게 지혈할 수 있고 짧은 침상 안정 기간의 장점을 가지고 있다. 그러나 기계적 오류나 사용자의 미숙으로 오히려 혈관 손상이나 혈관 폐색 등 합병증을 유발시킬 수 있는 단점이 있기 때문에 주의해야 한다. 대퇴동맥 천자 부위의 가성 동맥류 발생과 연관하여서는 그 직접적인 인과관계가 아직 불명확하다.

References

1. Ahmad F, Turner SA, Torrie P et al: Iatrogenic femoral artery pseudoaneurysms-a review of current methods of diagnosis and treatment. Clin Radiol. 63(12): 1310-1316, 2008.
2. Arnold M, Fischer U, Schroth G et al: Intra-arterial thrombolysis of acute iatrogenic intracranial arterial occlusion attributable to neuroendovascular procedures or coronary angiography. Stroke 39(5): 1491-1495, 2008.
3. Bose A, Henkes H, Alfke K et al: The Penumbra System: a mechanical device for the treatment of acute stroke due to thromboembolism. AJNR 29(7): 1409-1413, 2008.
4. Broderick JP: Endovascular Therapy for Acute Ischemic Stroke. Stroke 2008 Dec 8. [Epub ahead of print].
5. Cloft HJ, Jensen ME, Kallmes DF et al: Arterial dissections complicating cerebral angiography and cerebrovascular interventions. AJNR 21(3): 541-545, 2000.
6. Dawkins AA, Evans AL, Wattam J et al: Complications of cerebral angiography: a prospective analysis of 2,924

consecutive procedures. Neuroradiology 49(9): 753-759, 2007.

7. Dittrich R, Akdeniz S, Kloska SP et al: Low rate of contrast-induced Nephropathy after CT perfusion and CT angiography in acute stroke patients. J Neurol. 254(11): 1491-1497, 2007.
8. Efrati S, Dishy V, Averbukh M et al: The effect of N-acetylcysteine on renal function, nitric oxide, and oxidative stress after angiography. Kidney Int. 64(6): 2182-2187, 2003.
9. Fiorella D, Albuquerque FC, Han P et al: Strategies for the management of intraprocedural thromboembolic complications with abciximab (ReoPro). Neurosurgery 54(5): 1089-109, 2004.
10. Fourie P, Duncan IC: Microsnare-assisted mechanical removal of intraprocedural distal middle cerebral arterial thromboembolism. AJNR 24(4): 630-632. 2003.
11. Furlan A, Higashida R, Wechsler L et al: Intra-arterial prourokinase for acute ischemic stroke. The PROACT II study: a randomized controlled trial. Prolyse in Acute Cerebral Thromboembolism. JAMA 282(21): 2003-2011, 1999.
12. Gabriel M, Pawlaczyk K, Waliszewski K et al: Location

of femoral artery puncture site and the risk of postcatheterization pseudoaneurysm formation. Int J Cardiol. 120(2): 167-171, 2007.

13. Inamasu J, Guiot BH: Iatrogenic vertebral artery injury. Acta Neurol Scand. 112(6): 349-357, 2005.
14. Johnston DC, Chapman KM, Goldstein LB: Low rate of complications of cerebral angiography in routine clinical practice. Neurology 57(11): 2012-2014, 2001.
15. Katz JM, Gobin YP, Riina HA: Technique and Devices in interventional neuroradiology. In: Hurst RW, Rosenwasser RH, ed. Interventional neuroradiology. New York: Informa Healthcare, pp.161-182, 2008.
16. 김영준 : 뇌혈관내수술의 Do's & Don'ts(편역). pp.1-24, 서울의학사, 2005.
17. MacNeill BD, Harding SA, Bazari H et al: Prophylaxis of contrast-induced nephropathy in patients undergoing coronary angiography. Catheter Cardiovasc Interv. 60(4): 458-461, 2003.
18. Merten GJ, Brugess WP, Gray LV, et al: Prevention of contrast-induced nephropathy with sodium bicarbonate: a randomized controlled trial. JAMA 291(19): 2328-2334, 2004.
19. Nehler MR, Lawrence WA Whitehill TA et al: Iatrogenic

vascular injuries from percutaneous vascular suturing devices. J Vasc Surg. 33(5): 943-947, 2001.

20. Nohara AM, Kallmes DF: Transradial cerebral angiography: technique and outcomes. AJNR 24(6): 1247-1250, 2003.
21. Osborn AG.: Diagnostic neuroangiography: basic technique. In: Osborn AG, ed. Diagnostic Cerebral angiography. 2nd ed. Philacelphia: Lippincott Williams and Wilkins, pp 421-431, 1999.
22. Shindo S, Kato K, Motohashi S. et al: Delayed femoral pseudoaneurysm formation after percutaneous coronary intervention. Clin Imaging. 31(3): 162-164, 2007.
23. Smith WS, Sung G, Saver J et al: Mechanical thrombectomy for acute ischemic stroke: final results of the Multi MERCI trial. Stroke 39(4): 1205-1212, 2008.
24. Tumialán LM, Zhang YJ, Cawley CM et al: Intracranial hemorrhage associated with stent-assisted coil embolization of cerebral aneurysms: a cautionary report. J Neurosurg. 108(6):1122-1129, 2008.
25. Velat GJ, Reavey-Cantwell JF, Sistrom C et al: Comparison of N-butyl cyanoacrylate and onyx for the embolization of intracranial arteriovenous malformations: analysis of fluoroscopy and procedure times. Neurosurgery 63(1

Suppl 1): ONS73-8, 2008.

26. Yavuz K, Geyik S, Saatci I et al: WingSpan Stent System in the endovascular treatment of intracranial aneurysms: clinical experience with midterm follow-up results. J Neurosurg. 109(3): 445-453, 2008.

제 6 장
How I do it?
– Aneurysm Coiling Cases Review

(A) Simple aneurysm coiling without stent

1) Aneurysm shape, size와 microcatheter tip 위치

처음 endovascular aneurysm coiling을 시작할 때 흔히 고민하는 것 중의 하나가 뇌동맥류 속 어느 위치에 microcatheter의 tip을 위치시켜야 하는가이다. 이러한 microcatheter tip의 적절한 위치는 complete packing을 위한 시술의 처음 단계로서 중요하다. 뇌동맥류의 모양은 항상 원구의 형상을 갖고 있지는 않으며 경우에 따라서는 몇 개의 sac으로 형성되기도 하고, 긴 타원형일 수도 있으며 괴상한 모양을 갖는 경우가 많다. 최근 3D angiography가 도입되면서 뇌동맥류 경부와 몸체의 해부학적 구조를 비교적 정확히 볼 수 있게 되어 coiling plan을 세우는데 많은 도움을 받고 있다.

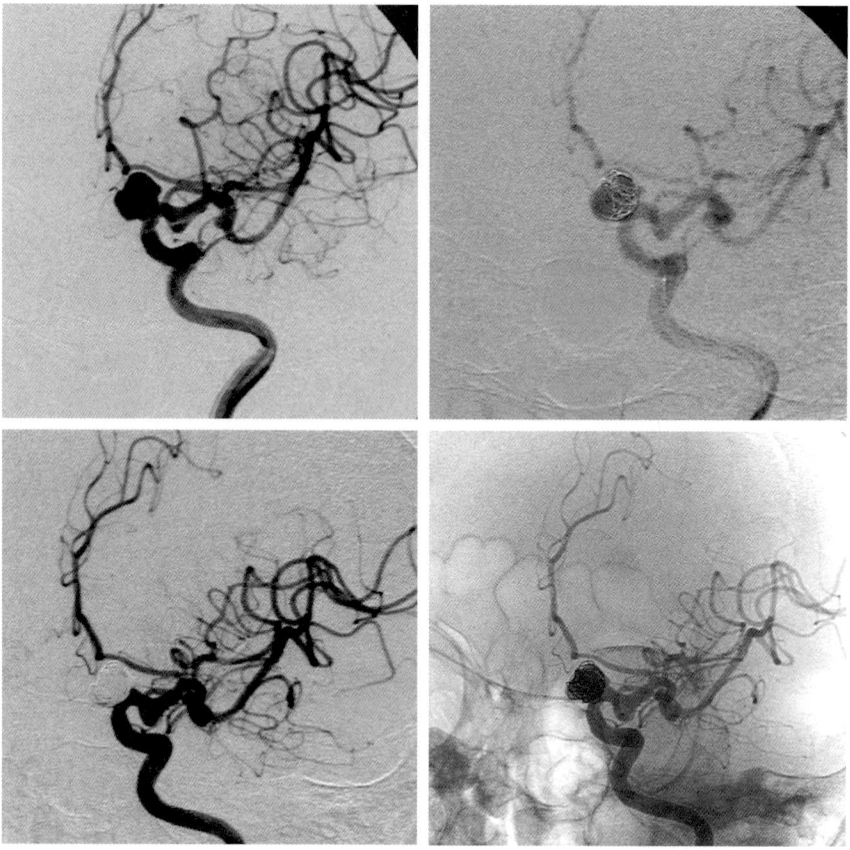

AP, lateral view을 포함하여 3D rotational angiography를 하여 aneurysm neck이 가장 작고 parent artery와의 관계를 확실히 보여주는 good working projection을 찾는 것이 시술의 최우선이며, 매번 coil detachment 전에 angiography를 시행하지 않는다 하더라도 coiling procedure 중간 중간에 여러 projection에서 fluoroscopy를 보며 coil mass의 모양을 확인해야 한다.

시술자에 따라서는 microcatheter 원위부를 steam shaping하거나 이미 shaping 되어 있는 pre-shaped microcatheter를 선호

하는데 이것도 뇌동맥류 속 절절한 위치에 microcatheter를 위치시키고 비교적 stable한 coil delivery를 유도하기 위한 것이다. 몇 개의 크기가 다른 sac을 갖고 있는 뇌동맥류에 대하여 최근 double, triple microcatheter technique에 의하여 시도하는 경우도 있으나 한 개의 microcatheter만 이용하더라도 적절한 코일과 microcatheter tip의 위치를 조절한다면 complete packing을 할 수 있다.

모든 뇌혈관내수술에서 가장 중요한 개념은 "The most simple method is the best"이다. 즉 parent artery, aneurysm 속에 여러 개의 도관을 삽입하거나, simple coiling procedure만으로도 할 수 있을 만한 뇌동맥류에 대하여 처음부터 balloon, stent 등의 보조 장비를 사용하는 자세는 별로 바람직하지 못할 것이다.

아무리 의공학이 발달하고 여러 회사에서 코일이 계속 개발되어 상품화 된다고는 하나 여러 모양을 가지고 있는 각각의 뇌동맥류에 대한 complete coil packing은 쉽지 않다. 특히 적절한 microcatheter tip 위치를 잡지 못하고 그냥 '코일이 알아서 빈 공간을 채워 주겠지' 하는 마음으로 시술한다면 우리는 자주 기대에 못 미치는 결과를 얻을 수밖에 없다. 여러 조건에 의하여 뇌동맥류 속 microcatheter tip의 위치는 변하게 되고, 코일의 특성, 뇌동맥류의 모양과 coil이 채워져 나감에 따라 microcatheter tip의 위치 확인이 안될 뿐 아니라 우리가 의도한 대로 항상 정확한 위치를 얻는 것이 힘들다 하더라도 시술자는

microcatheter tip의 위치를 보면서 (정확히 얘기하면 코일 mass 속에 파묻혀 보이지 않는 tip의 위치를 가상하면서) 원하는 위치에 자리잡기 위한 노력을 하는 것이 중요하다.

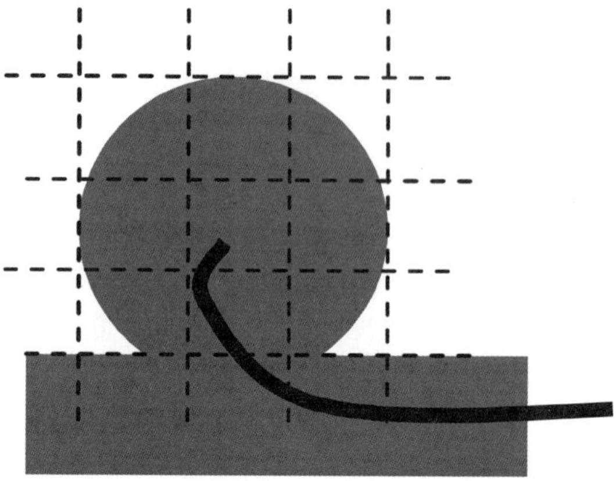

거의 정확한 원구의 모양

동맥류 middle 1/3, center에 위치시키는 것이 가장 ideal하다. 그러나 사용하는 코일의 종류와 aneurysm inner wall에 부딪히는 코일과 microcatheter 사이의 반발력, 코일 delivery 속도 등에 따라 같은 size, length의 코일이더라도 서로 다른 모양의 코일 mass를 만들기 때문에 이를 잘 이용해야 한다. 만약 microcatheter tip이 rupture된 부분을 바로 향하게 위치하여 코일이 나오면서 이 부위에 힘을 가하는 경우 procedural aneurysm rupture를 유발하게 되므로 비교적 뇌동맥류 속에서 microcatheter의 움직임과 coil delivery 모양을 잘 볼 수 있는 첫 번째 coil delivery 시에는 코일이 부드럽게 동맥류 속에서 제 모양을 갖추며 나오는지 또는 rupture가 의심되는 부위 근처에서 microcatheter 속에 위치하고 있는 coil이 힘을 받아 꾸불꾸불한 파형 모양을 갖고 있지는 않은지, road map에서 동맥류 밖으로 코일이 빠져나가는 양상을 보이지는 않는지 등을 세밀히 관찰하여 그때 그때 상황에 맞는 microcatheter의 위치를 조절하거나 힘을 풀고 가하는 것이 필요하다.

물론 이러한 작업에 의한 microcatheter의 위치와 coil delivery의 모양이 시술자의 마음 먹은 대로 다 되는 것은 아니라 하더라도 이러한 노력과 훈련의 반복이 완전하고 시술 중 합병증을 줄이는 first coil, second coil에 의한 만족할 만한 coil frame을 만들어 주는 중요한 역할을 한다. 모든 경우에서 이러한 coil frame이 어떻게 형성되는 가에 따라 그 결과는 엄청난 차이를 보일 것이다.

다음의 증례는 같은 코일을 사용하더라도 매 coil loop 형성 때마다 변하는 microcatheter tip의 위치와 coil delivery 위치와 속도 조절 등에 의하여 형성되는 첫 번째 coil frame의 차이와 중요성을 보여준다.

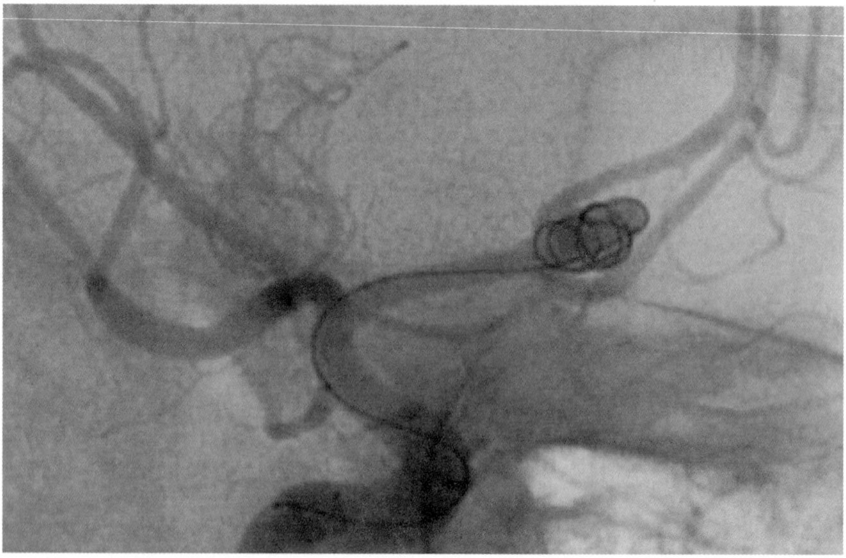

Broad neck right dominant AComA aneurysm에서 첫 번째 coil frame의 loop이 A1 parent artery로 bulging out 되어 distal flow obliteration을 유발할 수 있는 상황으로 coil frame의 조정이 필요함.

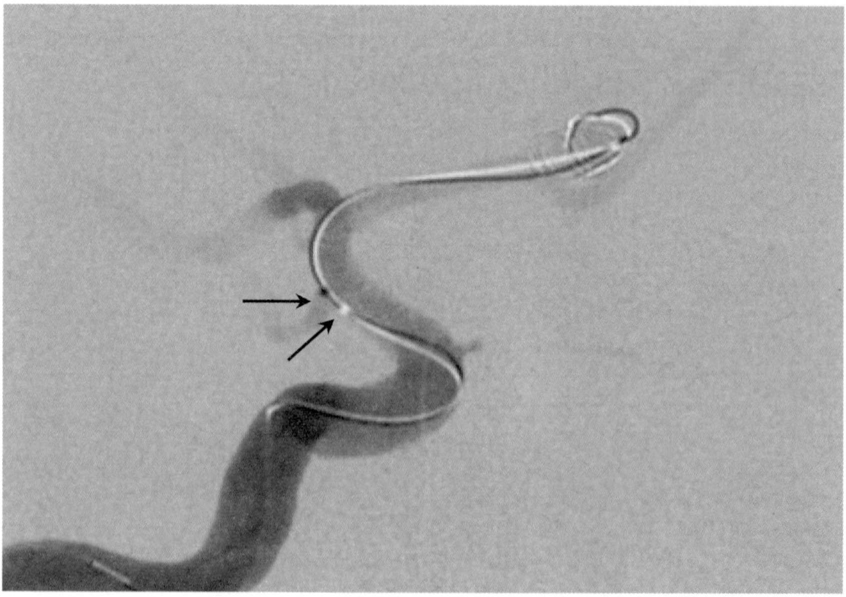

코일의 첫 번째 loop이 나올 때 fundus wall에서 힘을 받고 밀려 내려오는 모양을 보이며 coil delivery 과정에서 두 개의 화살표에서 보이듯이 몇 mm의 microcatheter 이동이 관찰됨.

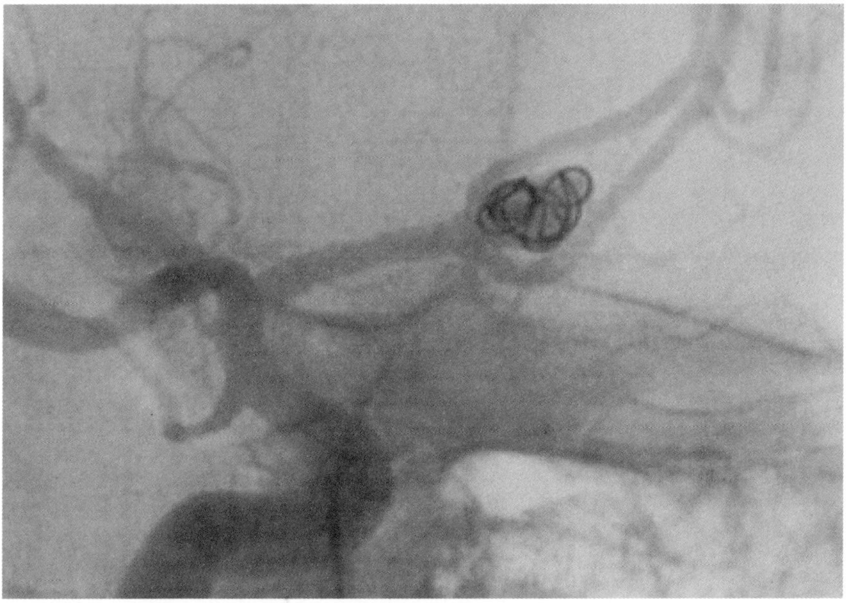

Coil을 remodeling 시켰으나 coil loop이 충분한 aneurysm neck을 cover하지 못함.

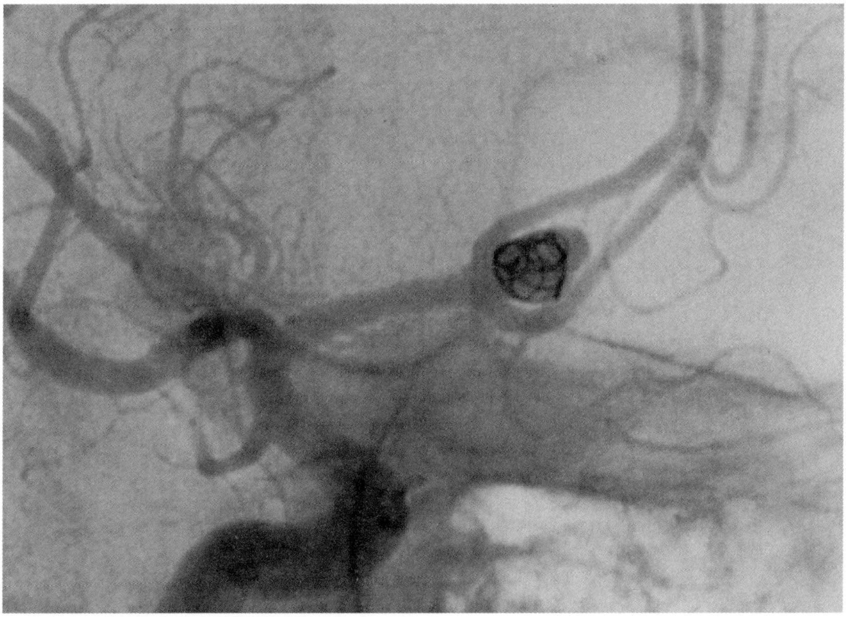

다시 microcatheter tip의 이동과 coil deliver 속도 조정을 통하여 첫 번째 코일로 aneurysm neck을 완전히 cover하는 좋은 first coil frame을 만들었음.

크기가 2, 3 mm 정도의 작은 파열 뇌동맥류인 경우 뇌동맥류 속에 microcatheter를 넣어 코일을 삽입할 경우, 특히 proximal artery가 tortuous 하여 이미 microcatheter에 많은 힘을 받고 있는 상태라면 어느 순간 microcatheter jumping에 의하여 시술 중 파열을 유발하며 이러한 작은 size의 경우 동맥류 전체가 마치 꽃 봉오리가 열리듯 파열되어 neck과 body, fundus의 개념이 없어져 코일로는 완전한 동맥류 내 packing이 어렵게 되어 생명을 위협하는 출혈을 막지 못하는 경우가 종종 발생한다. 그러므로 차라리 1개의 긴 코일만을 사용할 계획으로 microcatheter tip을 parent artery에서 동맥류로 들어가는 입구에 걸치는 기분으로 위치시켜 놓고 코일의 첫 번째 loop이 동맥류 속으로 들어가도록 천천히 coil delivery를 유도하는 것이 도움이 된다.

흔히 코일에 의하여 동맥류가 파열될 때 마치 코일의 끝이 직선으로 나가면서 뚫기 때문에 바늘구멍만한 파열 부위를 형성한다고 생각하는데 이러한 경우라면 특별한 조치 없이도 쉽게 출혈이 멈출 것이다. 그러나 대부분의 경우 코일 loop이 칼날로 종이를 긋는 것 같이 어느 정도 길이의 선상 파열을 만들기 때문에 이미 동맥류 밖으로 빠져나간 코일 loop을 회수하거나 당황하여 microcatheter를 뽑는 것은 피해야 하며 계속하여 코일의 나머지 부분을 동맥류 속에 채우도록 하고, coiling procedure를 계속하여 더욱 완벽한 complete packing을 유도해야 한다. 시술 중 파열에 대한 처치는 뒤에서 다시 다루기로 한다.

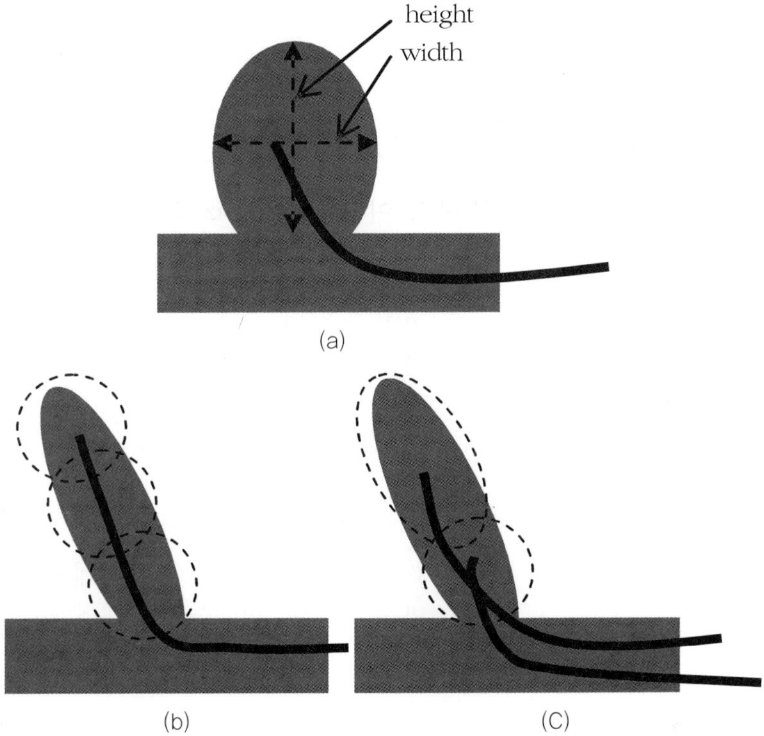

길쭉한 타원형 모양

타원형 모양의 뇌동맥류는 원에 가까운 타원형인 것과 소시지 모양의 긴 타원형인 것으로 나눌 수 있다. (a)와 같이 원에 가까운 타원형인 경우에는 앞에서 설명한 원구와 같이 middle 1/3에 microcatheter tip을 위치시키는 것이 일반적이다. 코일 size 선택은 동맥류의 조건과 시술자의 의도에 따라 달라지는데 보통은 width와 height 중간 크기 직경의 코일을 first coil로 사용한다.

예를 들어 높이가 8mm이고 넓이가 6mm인 뇌동맥류의 경우 처음 frame을 만들기 위한 코일 선택으로 7mm 직경의 3D coil 이나 complex coil을 사용한다. 처음 코일의 packing 양상에 따라 두 번째 코일 크기를 선택한다. 뇌동맥류에서 제 size보다 큰 길이의 코일을 선택하더라도 뇌동맥류 자체가 약 20-30% 정도의 length expandability(elasticity)를 가지고 있기 때문에 이로 인한 파열은 드물다. 즉 상황에 따라 (2-3 mm 크기의 파열 뇌동맥류는 제외) 특히 비파열 뇌동맥류일 경우라면 8mm 직경의 코일을 first coil로 사용하는 것도 괜찮다.

처음과 두 번째 사용하는 코일에서 만족할 만한 frame을 얻는 것이 중요한데 특히 뇌동맥류 경부(luminal portion)에 확실한 frame work을 형성해야 이어지는 coil delivery에 의한 complete packing을 할 수 있을 뿐 아니라, 이후 작은 직경의 coil loop이 parent artery 쪽으로 bulging되어 혈류를 방해하는 상황도 피할 수 있다.

소시지 모양의 긴 타원형에서는 몇 가지 방법이 사용된다. 그림 (b)는 가상의 원구 모양으로 몇 개의 동맥류로 나누어 (그림에서는 3개) 원위부 원구의 중앙에 처음 microcatheter tip을 위치시키고 coil packing후, 다음 중간 원구를 target으로 packing하고, 마지막으로 근위부 원구의 중심에 microcatheter tip을 뽑아 내려오면서 뇌동맥류 경부를 packing하는 방법이다. 이와 같이 세 part로 나누어 시술한다고 하더라도 인위적으로 microcatheter를 다음의 part로 뽑아 나간다는 기분보다는 코일이 어느 정도 원위부 part를 막아 나감으로써 자연스럽게 다음 part의 빈 부분으로 microcatheter tip이 이동해 나가는 것을 이용하는 것이 바람직하다. 그러나 확실하게 원위부 part가 완전히 packing 되었다고 판단된다면 인위적으로 다음 part로 microcatheter tip을 약간 뽑아내어 coiling을 하는 것이 원위부 파열 부위에 필요 이상의 coil packing에 인한 팽창으로 이한 시술 중 파열을 방지할 수 있다.

최근에는 double microcatheter technique을 사용하는 시술자가 많은데 (c)와 같은 경우 유용하게 사용할 수 있다. 뇌동맥류 경부에 위치한 microcatheter를 통하여 근위부 part에 coil을 delivery하여 충분한 frame work을 형성한 후 detachment 하지 않은 상태로 원위부에 위치한 microcatheter를 통하여 몇 개의 coil을 delivery시켜 detachment 시킨 후 뇌동맥류 내 안정된 coil mass가 형성되었다고 판단 될 때 근위부 코일을 detachment 시키는 방법으로 이러한 근위부 코일과 microcatheter는 작은 코일이 parent artery로 빠져 나가는 것을 방지할 수 있어 도움이 된다. 물론 동시에 두 개의 microcatheter를 통하여 coil을 같이 delivery 함으로써 서로 anchoring을 시켜 나가며 튼튼한 frame을 형성해 나간다면 두 개의 microcatheter에서 같이 detachment 시킬 수도 있다.

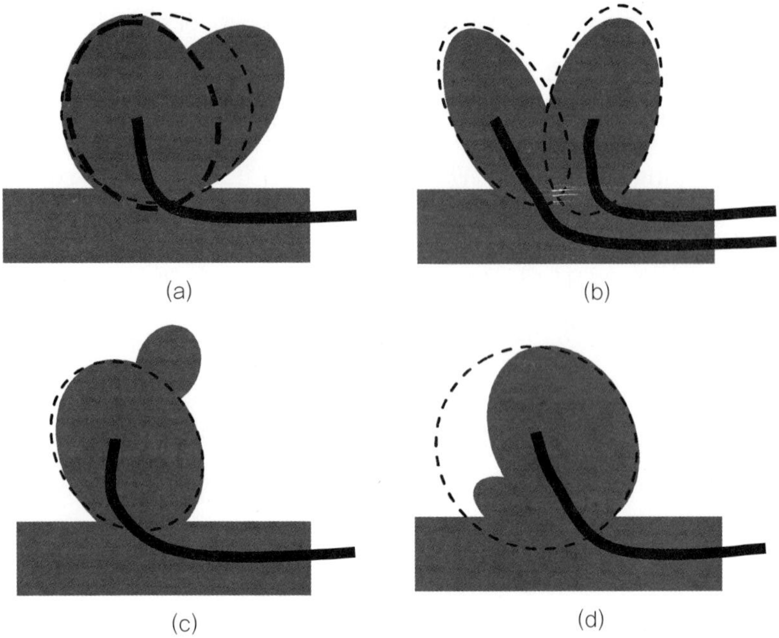

Multiple sac을 가지고 있는 경우

Multiple sac을 가지고 있는 뇌동맥류에 대하여는 시술 전 plan을 잘 세우는 것이 필요하다. 하트 모양의 (a)에서는 한 개의 microcatheter를 중간에 위치시키고 complex coil을 사용하면 비교적 쉽게 한 쪽 sac을 어느 정도 채운 후 다른 쪽 sac으로 microcatheter tip이 이동하면서 양 쪽 sac에 coil frame을 형성하게 된다. 이때 첫 번째 사용하는 coil size는 가는 점선으로 표시된 가상의 원구형 뇌동맥류에 맞추어 선택할 수도 있으며, 또는 굵은 점선으로 표시된 타원형의 뇌동맥류 width에 맞추어 선택할 수도 있는데 역시 중요한 것은 뇌동맥류 경부에서 coil loop이 parent artery 내로 들어가지 않은 상태로 parent artery와 sac을 확실하게 분리시키는 coil frame이 형성되어야 한다.

토끼 귀와 같은 모양의 (b)에서는 점선으로 표시된 각각의 sac에 대하여 double catheter를 사용하여 두 개의 sac을 동시에 packing 하거나, 한쪽 sac을 먼저 packing 한 후 microcatheter를 나머지 sac에 위치시켜 시술할 수 있다.

작은 lobule이나 bleb과 같이 daughter sac이 있는 (c)의 경우 이 부위는 coiling의 target이 되지 않는다. 점선 부분의 main sac이 coiling의 target으로 coil delivery 도중 한두 개의 loop이 daughter sac에 들어가는 정도로 충분하다. 단 이 부분이 rupture portion일 수 있으므로 처음부터 코일이 delivery 될 때 이곳을 향하는 것은 피해야 한다. 즉 microcatheter tip 위치를 뇌동맥류 경부 쪽으로 뽑아 몇 개의 coil loop이 뇌동맥류 안을 채운 후 코일을 micro guidewire 삼아 microcatheter를 밀어 넣어 제 위치에 놓고 나머지 coil loop을 삽입하는 것이 안전하다.

시술 후 control angiography에서 이 부위에 조영제가 들어가지 않거나 또는 일단 조영제에 들어간 후 계속 머물러 있는 경우에는 시간이 지남에 따라 organized stable clot이 형성되므로 rupture의 우려를 무릅쓰고 무리한 시술을 하는 것은 오히려 해가 된다. 물론 안전한 coil packing이 가능하다면 coiling 하는 것도 좋다. 그러나 뇌동맥류 wall이 없는 intraparenchymal pseudoaneurysm의 경우에는 이곳에 coil이 들어가는 것은 가급적 피해야 한다. Main sac에 있는 coil mass가 parent artery pulsation에 의하여 치유되지 못하고 남아있는 rupture portion으로 밀려 나가게 되어 coil compaction의 흔한 원인으로 작용할 수 있기 때문이다.

(d)의 경우와 같이 daughter sac이 뇌동맥류 경부에 있는 경우에는 (c)와는 달리 이 부분을 포함하여 전체를 parent artery로부터 isolation 하는 것이 필요하다. 이 부위가 rupture portion이라면 main target으로 간주하여 확실하게 coiling을 해야 하며 stent assisted coiling이 필요할 수도 있다. 후반부 complex aneurysm coiling 증례에서 언급하겠지만 최근 3D rotational DSA의 도입으로 이와 같은 뇌동맥류 경부에 위치한 bleb을 발견하는 경우가 자주 있다. 만약 이 부분이 rupture portion이라면 microsurgical aneurysm neck clipping, endovascular aneurysm coiling 모두에서 complete isolation이 매우 힘들어 재출혈 확률이 높게 된다. 과거 aneurysm neck clipping 이후 follow up angiography에서 뇌동맥류 경부 근처에 발생한 de novo aneurysm을 보고하고 있는데 처음 진단 시 발견 못한 것도 많은 부분을 차지할 것으로 생각된다.

2) Coil remodeling inside aneurysm

코일이 뇌동맥류 속에서 delivery 될 때 여러 요건에 의하여 같은 코일을 사용하더라도 다른 모양의 frame과 filling pattern이 만들어진다. 이러한 특성을 잘 이용한다면 complex aneurysm에서도 안전한 first, second coil frame을 만들 수 있다. 이러한

coil remodeling에 관여하는 인자로는 speed & force of coil delivery, weight of coil, size(diameter) of coil, aneurysm wall resistance, resistance from already formed coil basket, position of microcatheter tip, hemodynamic flow condition inside aneurysm 등이 있다. 3D coil, complex coil, 360° coil 등은 그 자체로서 특별한 technique 없이 frame을 만들어 주기 때문에 시술자의 의도대로 뇌동맥류 안에서 coil remodeling을 유도하기는 어렵다. 오히려 이러한 목적으로 사용할 때는 helical coil을 선택하는 것이 좋으며 적절한 microcatheter tip 위치 변경과 함께 사용함으로써 항상 가능한 것은 아니지만 어느 정도 원하는 coil frame을 만들 수 있다.

적절한 coil frame을 만들기 위하여 흔히 숙련된 시술자들이 사용하는 방법으로는 microcatheter tip의 위치 변경과 shaping인데 이들을 이용할 때 어떻게 coil loop이 형성되는지 살펴보자.

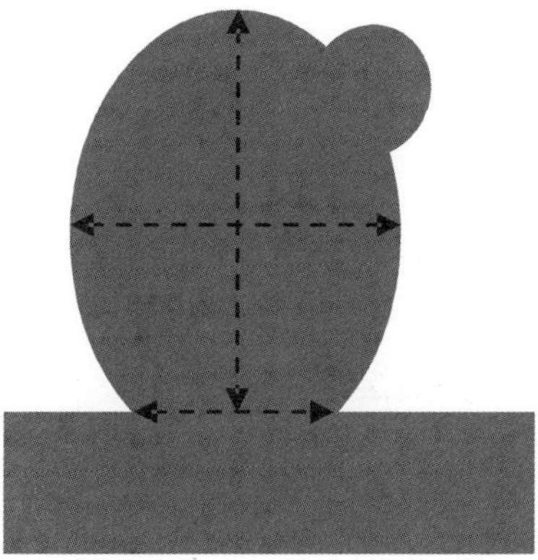

Height가 8mm, width가 5mm, neck이 3mm인 뇌동맥류에서 helical coil 7mm × 20cm를 선택했을 때 microcatheter tip의 위치에 따라 어떠한 양상으로 코일이 자리잡아 나가는지 다음 page에서 그림으로 설명하도록 한다.

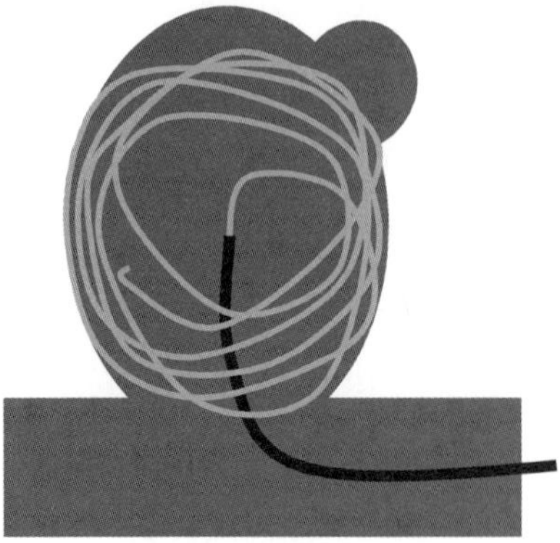

(a)

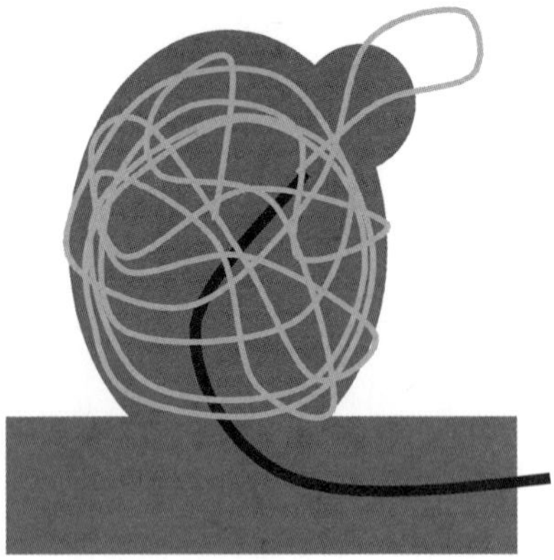

(b)

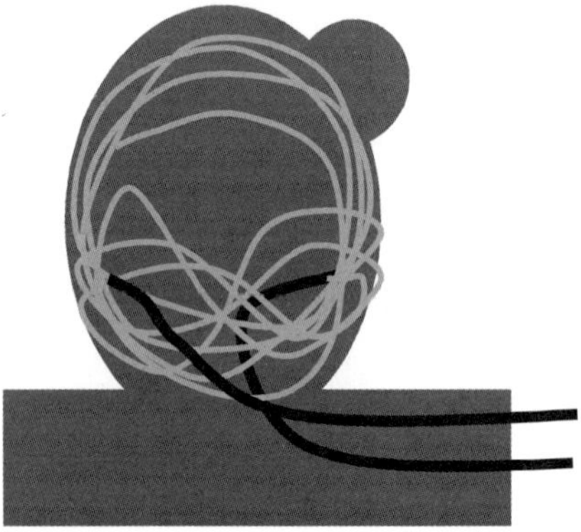

(c)

(a) middle 1/3 중앙에 있을 때
(b) daughter sac, rupture portion 을 향해 있을 때
(c) 동맥류 내벽에 가까이 붙어 있을 때

(c)에서와 같이 뇌동맥류 경부 쪽 내벽에서 전해지는 반발력을 이용하여 8자 모양의 loop을 형성함으로써 비교적 잘 형성된 경부 frame work을 만들 수 있다. (a)의 경우도 무난하나 경부가 넓을 경우에는 불안정한 frame이 형성되며, (b)의 경우에는 처음 나가는 coil에 의하여 rupture될 위험이 있다.

이와 같이 3D, complex coil과 같은 frame coil을 선택하고, 제2, 제3의 coil을 사용하여 stable frame을 만들 때 microcatheter tip 위치 변경, 시술 중 뇌동맥류 내 microcatheter tension을 이용한 coil mass push 및 지지, coil delivery 속도 조절 등을 이용한다면 complex aneurysm에서도 좋은 coil basket을 얻음으로써 안전하고 완전한 coil packing을 이룰 수 있다.

처음 stent가 임상에 적용되지 않았을 때 이와 같은 coil remodeling을 이용하여 broad neck aneurysm에 대한 coiling을 시도하여 많은 예에서 성공을 하였다. 최근에는 애매한 broad neck aneurysm에 대하여, 또는 처음 한두 번 coil loop을 만들어 본 후에 parent artery로 coil loop이 bulging out되는 경우 마음 편하게 stent를 사용한 coiling을 하고 있는데 가능한 coil만으로 aneurysm을 치료할 수 있다면 stent 없이 치료하는 것이 stent implantation에 의하여 발생할 수 있는 합병증을 줄일 수 있을 것이다. 뇌혈관내수술에 이용되는 모든 혈관 속 기구나 물질이 합병증을 유발시길 수 있다는 것을 염두에 두어야 한다. Aneurysm neck을 angiography 영상에서 보듯이 이차원적인 선의 개념으로 보지 말고 parent artery 내에서 형성된 동맥류 경부의 면(lumen)이라는 3차원적인 개념으로 보는 것이 성공적인 coiling 결과를 얻게 되는 중요한 aneurysm neck에 대한 개념이다.

다음에 소개하는 basilar top aneurysm에서는 coil만으로 시술을 성공하는 것이 어려워 보인다.

그러나 적절한 코일의 선택과 microcatheter tip의 shaping과

위치 조절, coil deliver 속도 조절 및 힘의 분배를 통하여 치료가 가능하였다. 이 증례는 우리나라에 아직 스텐트가 소개되지 않은 1997년에 시술한 예로 다른 선택의 여지가 없었던 경우인데, 저자의 경우라도 이와 같은 환자를 최근에 만났다면 stent 사용에 주저함이 없었을 것이다.

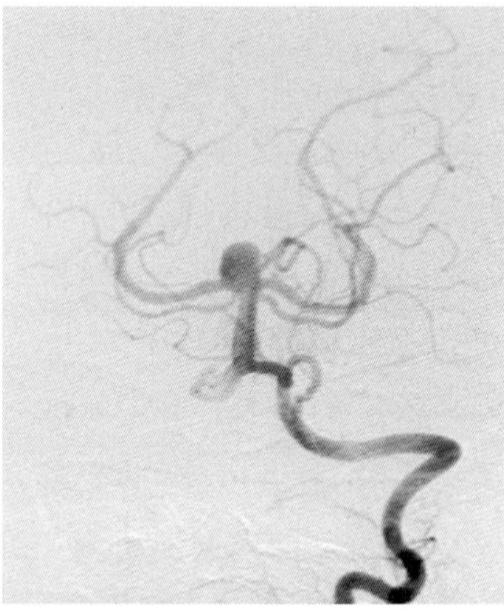

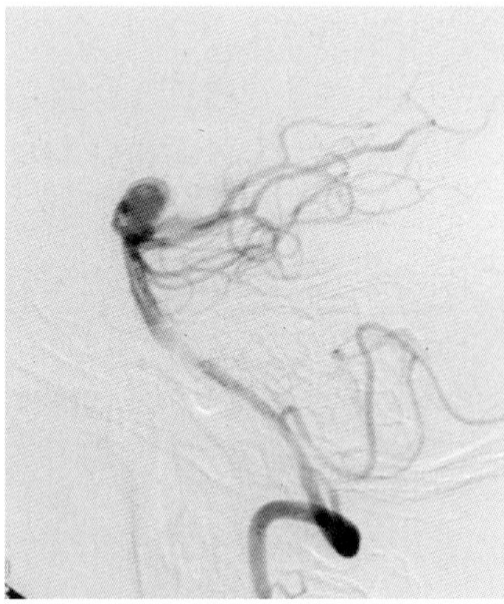

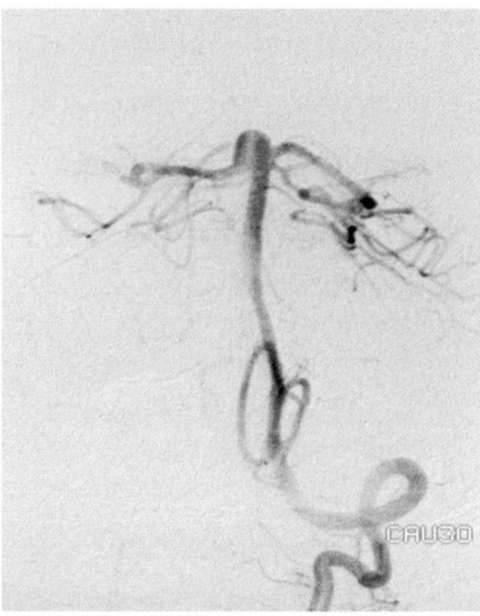

뇌지주막하출혈을 동반한 ruptured basilar top aneurysm으로 neck과 parent artery 구분이 잘 안되며 우측 PCA(posterior cerebral artery)가 뇌동맥류 경부에서 나오는 것 같이 보여 일반적인 방법으로 코일만 이용한 시술로는 complete coiling이 어려워 보인다.

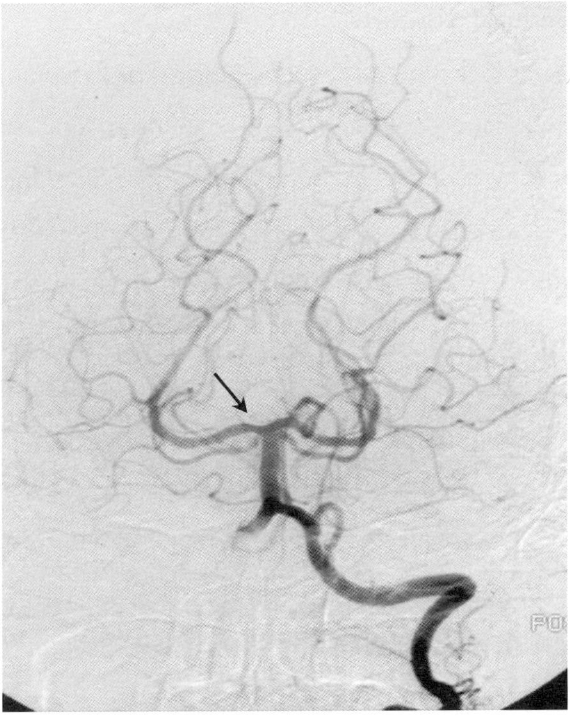

Coiling 후 control angiography

동맥류 가장 큰 직경보다 1mm 큰 3D coil을 사용하여 화살표 부분과 같이 우선 right PCA와 동맥류 사이에 코일 frame에 의한 stable wall을 만들고 이후 뇌동맥류와 같은 크기의 3D coil을 사용하여 더욱 안정된 coil basket을 형성한 후 ultrasoft coil을 매우 천천히 삽입하여 원래의 coil basket을 망치지 않도록 주의하여 coil mass 내로 contrast filling이 되지 않을 때까지 coil을 삽입하였다.

3) Procedural rupture

시술 중 발생할 수 있는 합병증으로는 procedural rupture, thromboembolic complication, coil migration, coil stretching, coil fracture, vasospasm, parent artery dissecting injury는 물론 stent와 같은 새로운 뇌혈관내수술 도구 자체에 의한 합병증, multiple microcatheter technique, balloon neck plasty 등 기술의 도입에 의한 문제 등이 있는데, 여기서는 시술 중 파열에 대하여 기술하고자 한다.

파열 뇌동맥류 coiling에서 procedural rupture를 흔히 경험하게 된다. 전신마취 하에 시술을 할 때에는 시술 중 파열이 있어도 이를 잘 모르고 지나가는 경우가 많다. 저자의 경우에는 전체 예에서 IV sedation 하에 치료하기 때문에 시술 중 파열이 있으면 환자의 EKG 변화는 물론 혈압이 상승하고 어느 정도 환자가 움직이는 등 irritable state를 관찰할 수 있다.

이 때 뇌혈관조영촬영을 하면 조영제가 뇌동맥류 주변으로 새어나가는 것을 볼 수도 있으나 어느 정도 coil이 삽입되어 있는 경우에는 조영제의 유출 없이 그냥 모르고 지나치는 수도 있다. 거의 모든 예에서 시술 후 CT brain scan을 하게 되는데, 시술 중 파열이 되었다면 출혈 부위와 subarachnoid space에 혈종이 증가하거나 조영제 증강 소견을 같이 보인다. IV sedation 진정하에 하는 시술의 장점 중 하나가 이러한 환자의 변화를 쉽게 확인할 수 있어 시술 중 발생하는 출혈에 빨리 대처함으로써 뇌 손상이 진행되는 것을 막을 수 있다는 것이다.

이러한 파열은 주로 small, broad neck aneurysm에서 잘 발생하며 특히 coil delivery 도중에 동맥류 안에 있는 microcatheter의 움직임이 보이지 않을 때는 더욱 조심해야 한다. 시술 초반부 frame을 만들기 위하여 사용하는 덜 부드럽고 shaping이 되어 있는 코일들이 이미 파열된 곳으로 향하여 힘을 받으면서 delivery 될 때 출혈이 자주 발생하므로 출혈이 의심되는 부위로 코일이 향할 때는 microcatheter tip 위치를 바꾸거나 바꿀 수 없는 경우라면 더욱 soft한 coil로 바꾸는 것이 좋다. Balloon neck plasty 또는 stent 설치 후 complete packing을 위한 과도한 coiling 시 이러한 출혈이 종종 발생한다.

시술 중 파열은 코일에 의한 것만이 아니라 microcatheter, micro guidewire에 의한 aneurysm wall 손상, 뇌혈관조영촬영을 위한 조영제 주입은 물론 coil mass에 의한 parent artery의 혈전에 대한 fibrinolysis 때에도 발생하는 등 뜻하지 않은 상황에서도 발생 가능하기 때문에 항상 시술자와 시술에 참여하는 팀은 이 예방을 위하여 각자의 part에서 맡은 역할을 충실히 해야 한다. 각각의 발생 원인으로부터 파열을 막기 위한 방법을 table로 정리한다.

How can we prevent the procedural rupture?

Coil에 의한 rupture

- gentle and slow delivery of coil
- make first basket without resistance feeling
- late basket formation especially on hot aneurysm
- control remodeling force
- use soft coil with correct size
- change the microcatheter tip position away from the rupture portion
- not too much packing

Microcatheter, micro guidewire에 의한 rupture

- gentle manipulation
- should check the proximal microcatheter to be straight (prevent jumping action)
- microcatheter tip shaping
- microcatheter tip position and guide wire away from the rupture portion
- check the microcatheter tip pulsation inside aneurysm

Angiography에 의한 rupture

- should check the proximal microcatheter to be straight before angiography (prevent jumping action)
- hold the microcatheter firmly from the guiding catheter before angiography
- very slow hand injection of contrast material during aneurysmography
- microcatheter tip position away from the rupture portion
- low injection pressure angiography

Fibrinolysis에 의한 rupture

- fibrinolytic agent as little amount as possible
- superselective catheterization at exact location
- start fibrinolytic agent infusion after complete packing of the aneurysm

시술 중 파열된 경우 시술 책임자는 "3 Don'ts"를 염두에 두어야 하는데, (1) Don't panic, (2) Don't remove anything from the aneurysm, (3) Don't stop the procedure이다. 우선 위의 세 가지를 마음 속에 새기고 침착하게 시간을 가지면서 대응해 나가야 한다. 필요에 따라 protamin sulfate로 heparinization을 reverse 시키고, 두개강내압 조절을 위하여 mannitol, steroid를 투여하면서, 지속적으로 뇌혈관조영촬영에서 조영제의 extravasation이 보이는 심한 경우에는 Propofol coma therapy 등을 추가하며, 시술을 계속 진행하여 가능한 complete coil packing을 하고, 바로 CT 촬영을 하여 EVD(extraventricular CSF drainage) 또는 lumbar puncture를 통한 drainage catheter 삽입을 결정한다. 물론 decompressive craniectomy를 요하는 경우도 있는데 시술 도중 발생하는 뇌동맥류 파열은 특별한 경우를 제외하고는 큰 문제없이 잘 치료가 되므로 너무 걱정하여 판단력이 흐트러지는 일이 없어야 한다.

4) Thromboembolic complication

Procedural rupture와 함께 자주 경험하는 합병증으로는

thromboembolic complication이 있다.

이는 incorporated perforator near neck, narrow lumen parent vessel, proximal artery vasospasm, prolonged coil delivery & detaching time 및 AComA aneurysm, MCA bifurcation aneurysm coiling에서 자주 발생할 수 있다. 시술 중 뇌동맥류 coil mass와 parent artery 사이에서 혈류 저하 소견이 보이거나 폐색이 있을 때 보통 Urokinase, Abciximab 등 fibrinolytic drug을 superselective infusion 하는데 이는 clot에 의한 thrombosis의 경우에는 효과가 있으나 bulging coil에 의한 mechanical obstruction 에서는 오히려 막힌 부위의 재 개통 없이 aneurysm rupture를 유발할 수 있기 때문에 신중한 결정이 필요하다. Mechanical obstruction의 경우에는 원인이 되는 coil을 제거하는 것이 치료 원칙이다. 두 가지 혈류 차단의 주된 요인에 대한 예방을 table로 정리한다.

How can we prevent the flow obliteration?

Occlusion by coil

- make coil loop not to be bulged out into parent artery
- no coil tail in the parent artery or distal artery
- balloon assisted neck plasty or using stent especially in the broad neck aneurysm
- not too much packing near the origin of incorporated perforator at the neck portion

Occlusion by clot, thrombus

- careful manipulation of microcatheter and micro guidewire not to injure the vessel wall and atheroma
- prevent and treat vasospasm
- maintain the sufficient blood flow inside the vessel which keeps the microcatheter
- proper systemic heparinization if needed
- continuous heparin flushing fluid through the microcatheter and guiding catheter during the whole procedure

다음은 AComA aneurysm coiling 도중 발생한 flow obliteration에 대하여 Urokinase fibrinolysis를 하여 혈류 재 개통에 성공한 증례이다.

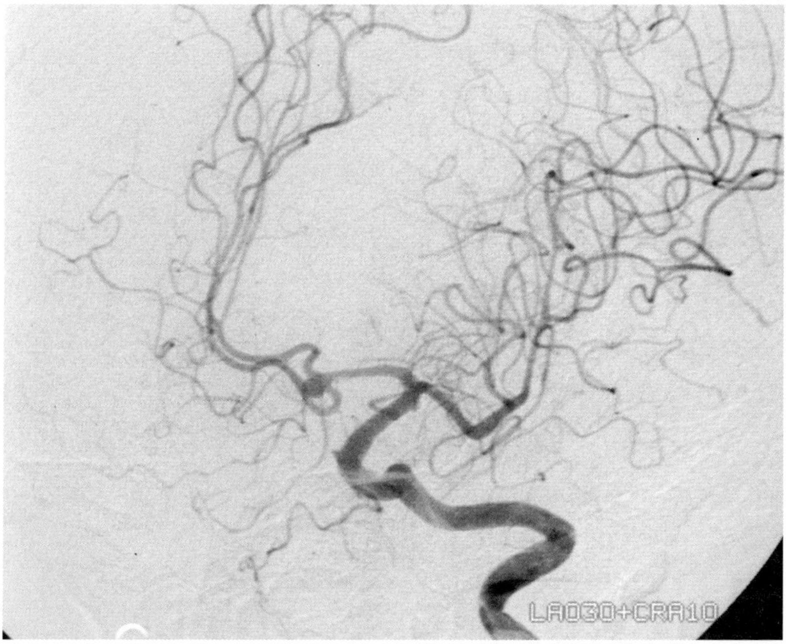

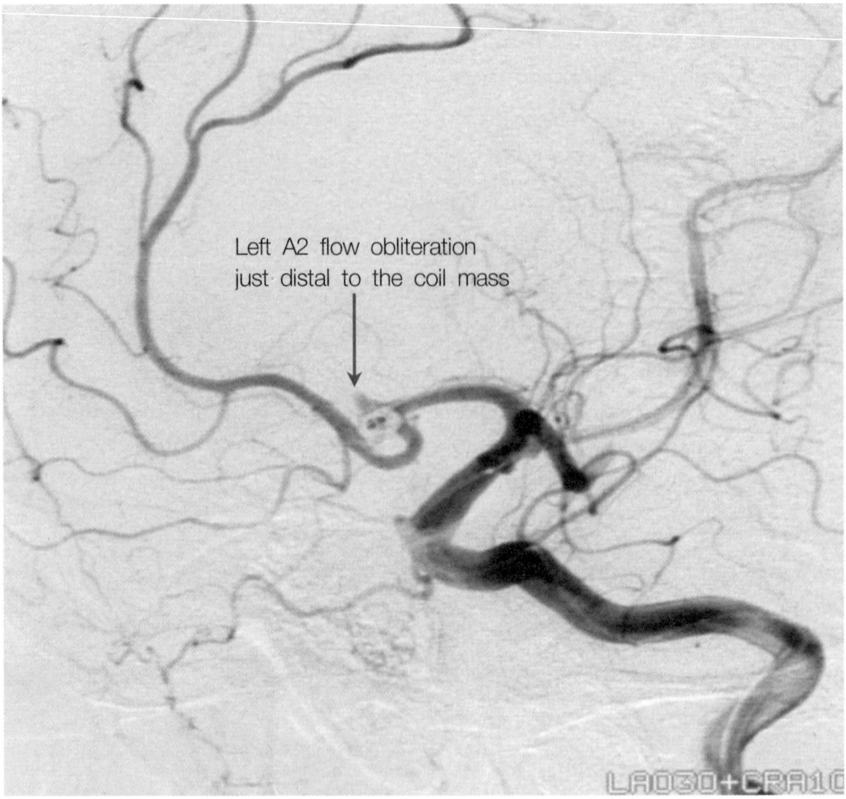

Fibrinolysis를 하기 전 이러한 현상이 coil loop bulging into parent artery에 의한 mechanical obstruction인지 coil 주변에 발생한 thromboembolic factor에 의한 것인지를 구별하기 위하여 coil을 뽑고 뇌혈관조영촬영했을 때 계속 혈류 차단 증상이 있으므로 thromboembolic phenomenon으로 판단하였다. 혈전용해를 하기 전 뇌동맥류에 대하여 다시coil packing을 하고 Urokinase 600,000 U superselective infusion을 시행하였다.

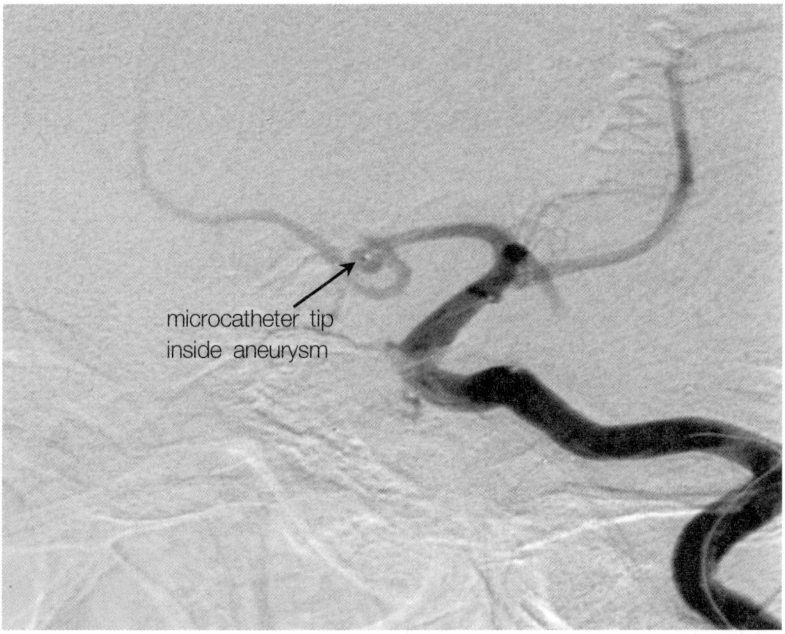

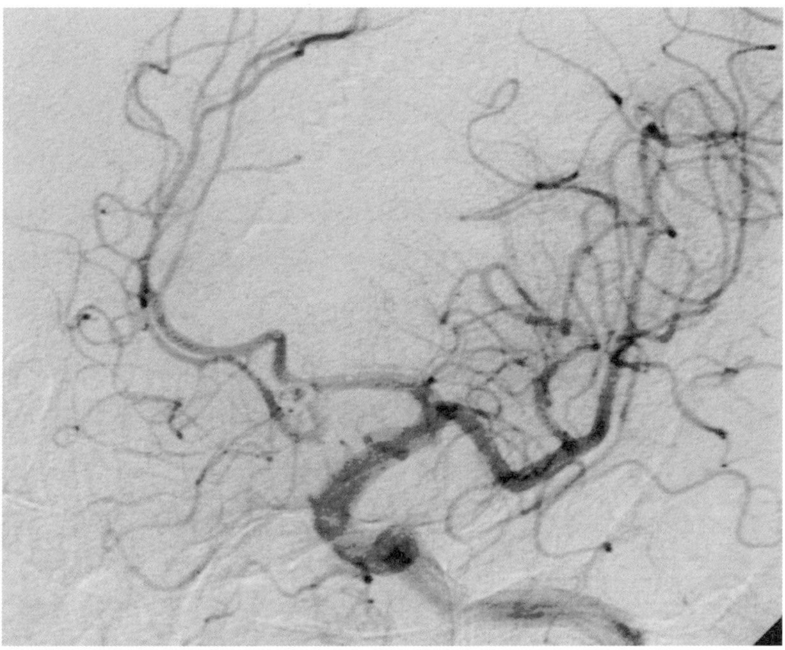

recanalization after Urokinase infusion

5) End point of coiling procedure & Follow up schedule

여러 각도의 fluoroscopic projection에서 뇌동맥류 속에 삽입된 coil mass에 더 이상의 empty space가 보이지 않을 때까지 채우는 것이 좋으나 이러한 결과를 얻는 것은 매우 어렵다.

대신 control angiography에서 뇌동맥류 속으로 더 이상의 조영제 유입이 없거나, 일단 적은 양의 조영제가 coil mass 속으로 유입되었다 하더라도 빠져나가지 못하고 계속 그곳에 머물러 있다면 이 시점을 end point로 보아도 좋을 것이다. 경우에 따라서는 위에서 언급한 두 가지 조건에 도달하지 못했다 하더라도 시술자의 '이제는 더 이상 안전한 상태를 유지하며 넣을 수 없다'라는 hand feeling, microcatheter tip이 더 이상 coil mass 속에 머물지 못하고 동맥류 밖으로 빠져 나왔을 때를 end point로 잡기도 한다. Large aneurysm이나 giant aneurysm에서는 coil packing이 진행됨에 따라 coil mass에 전달되는 pulsation이 줄어들거나 없어지는데 이런 상황은 만족할 만한 coil packing이 되었음을 간접적으로 표현해 주는 지표가 된다.

Follow up angiography를 하는 시기는 coil packing의 완전성, 시술 중 상황에 따라, 또한 시술자에 따라 다양하다. Complete packing을 한 경우 첫 번째 follow up은 6개월에서 1년 사이에 하는 것이 일반적이며, 첫 번째 follow up 결과에 따라 다시 6개월에서 1년 사이에 두 번째 follow up을 시행한다. 이후 세 번째 follow up은 1년 이후에 하며 이러한 3번의 follow up에서 특별한 interval change가 없는 경우 추적 검사는 종료하게 된다. 10년 이후에 follow up angiography를 권유하는 뇌혈관센터도 있는데 각 교실마다 실정에 맞게 follow up schedule을 정할 필요가 있다. Incomplete packing, large & giant aneurysm의 경우에는 2-3일 이후 재 치료를 결정하기 위한 검사를 할 수 있으며 보통 신경학적 상태가 양호한 파열 뇌동맥류의 경우에는 퇴원할 무렵인 15일째 follow up angiography를 하기도 한다. 이후 추적검사 schedule은 complete packing aneurysm의 경우에 준하여 시행하는 것이 보통이다. 만약 follow up angiography에서 aneurysm과 parent artery 사이에 gap이 형성되어 이미 완전한 isolation from the intracranial circulation으로 판단되면 이후 추적검사는 생략할 수 있다.

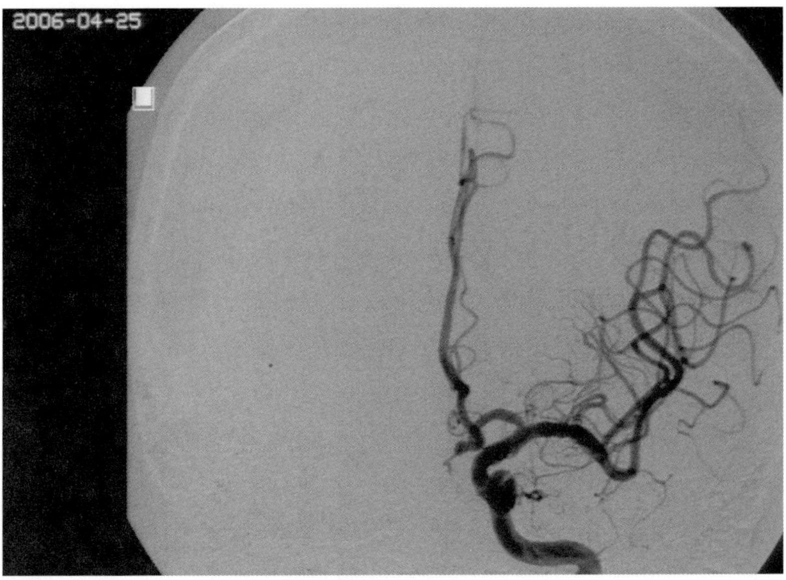

before coiling

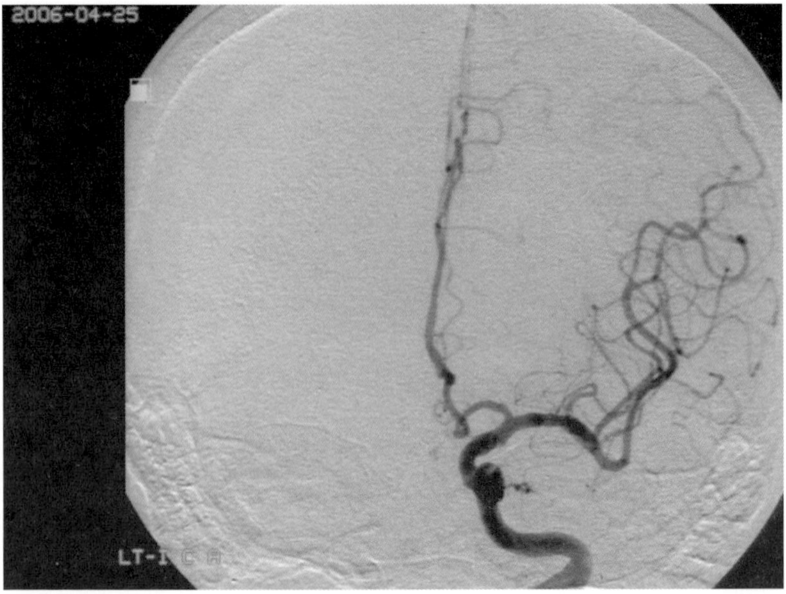

after coiling on AComA aneurysm

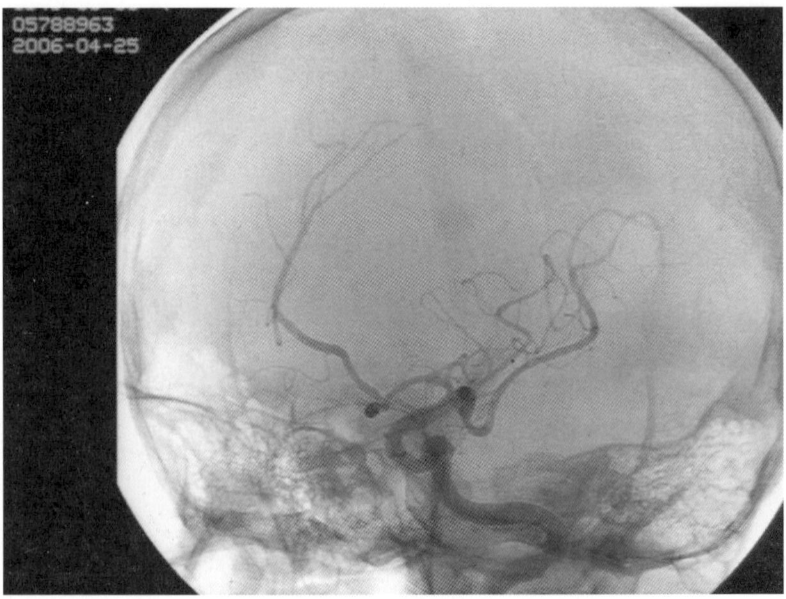

after coiling on AComA aneurysm (working view)

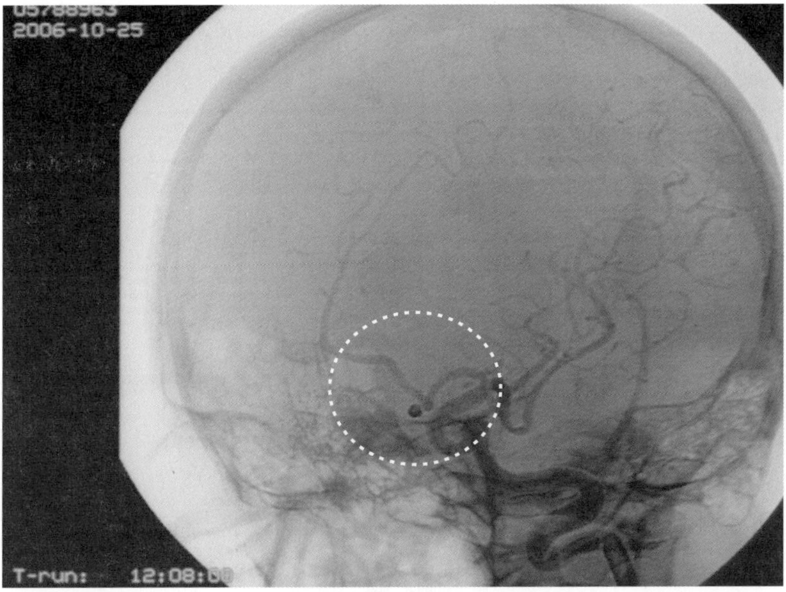

6 month follow up

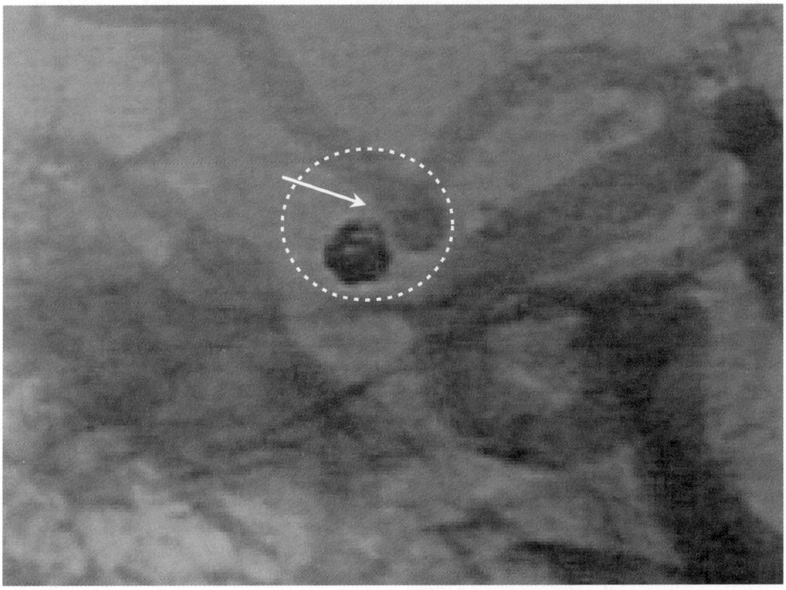

화살표에서 보이듯이 coil mass와 parent artery 사이에 gap이 형성되어 있으면 이를 'isolation of the aneurysm from the intracranial circulation'으로 보고 further follow up angiography를 생략할 수 있다.

Case 1 Midline shifting with ICH from ruptured aneurysm

80세 여자 환자로 의식을 잃고 쓰러진 후 30분만에 응급실로 내원 Semicoma, pupil 5mm(-) / 3mm(+), CT에서 SAH, ICH, SDH with midline shifting

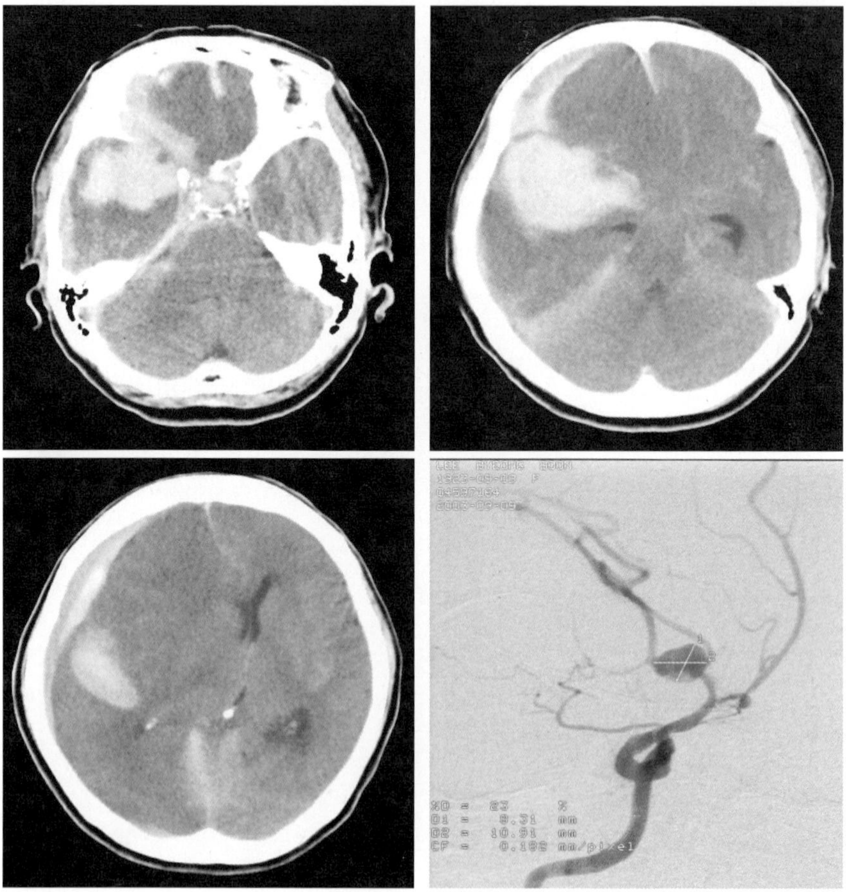

right ICA one vessel angiography를 시행 후 바로 이어서 coiling 후 decompressive craniectomy with hematoma removal 하기로 계획

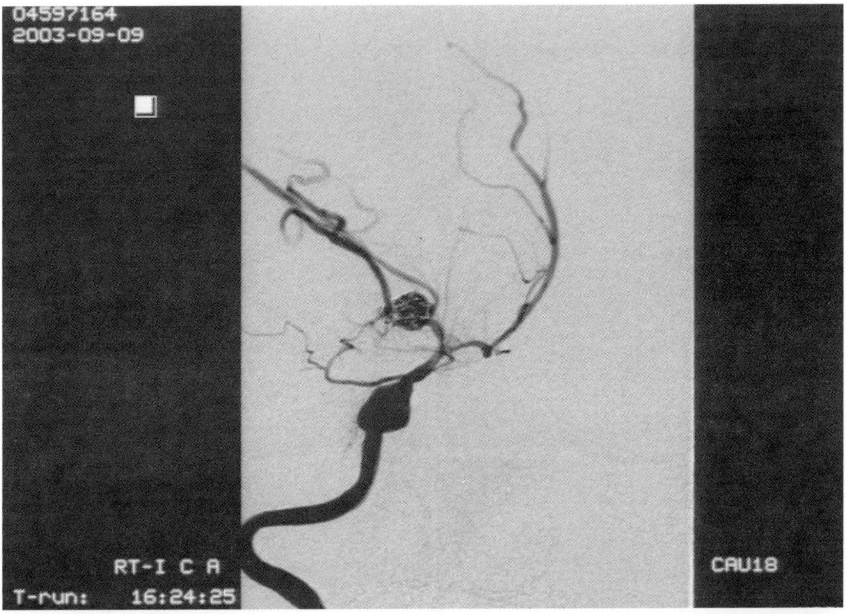

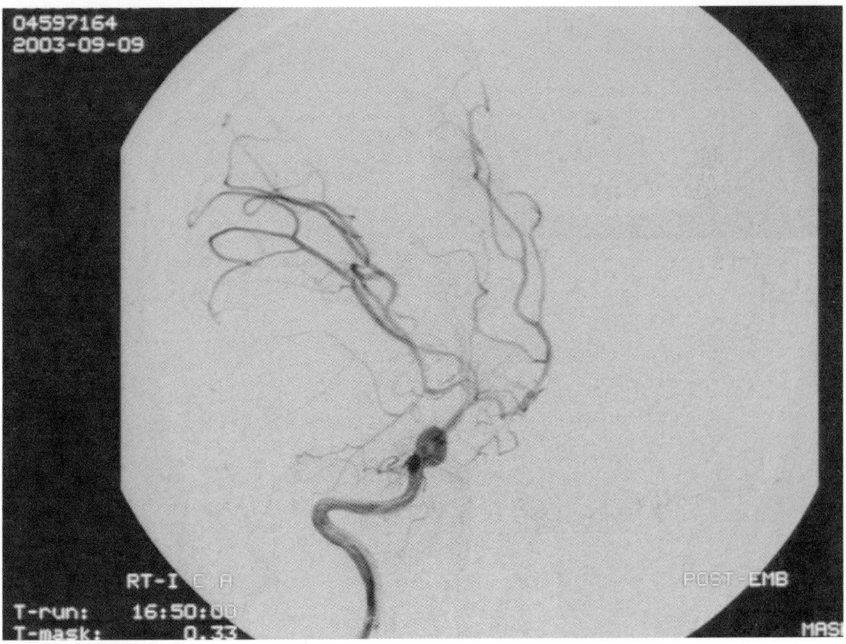

뇌혈관조영촬영 후 첫 번째 coil 삽입(16:24:25)부터 complete coiling (16:50:00)까지 걸린 시간은 30분 이내로 right MCA, ACA deviation은 있으나 아직 misery collaterals 발견 안됨.

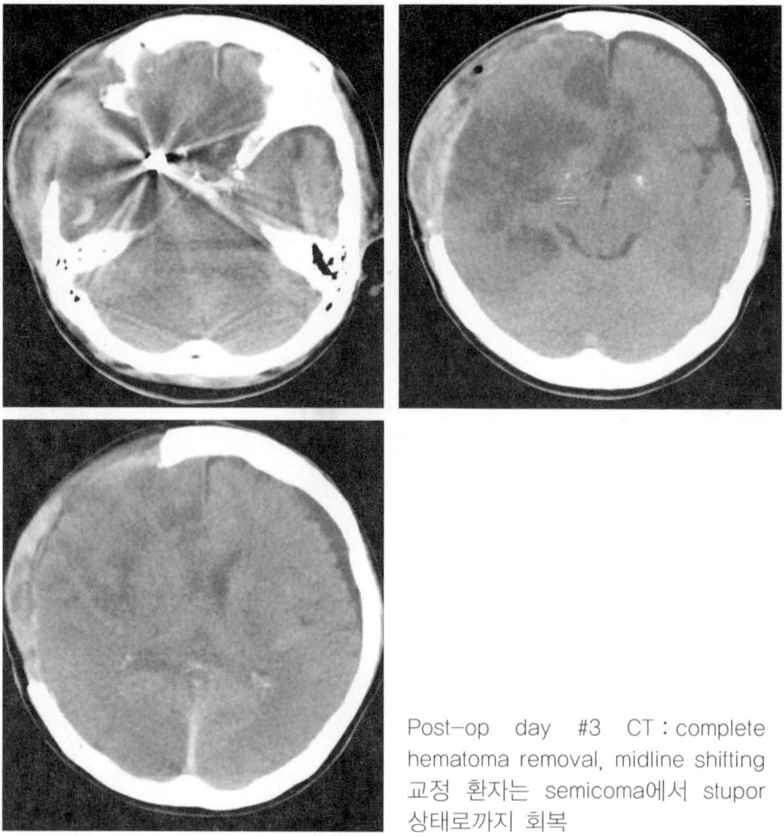

Post-op day #3 CT : complete hematoma removal, midline shifting 교정 환자는 semicoma에서 stupor 상태로까지 회복

비교 증례

60세 여자 환자로 의식 잃고 쓰러진 후 1시간 이내 응급실로 내원
Semicoma, pupil 4mm(+) / 5mm(-), CT에서 SAH, ICH, IVH with mild midline shifting

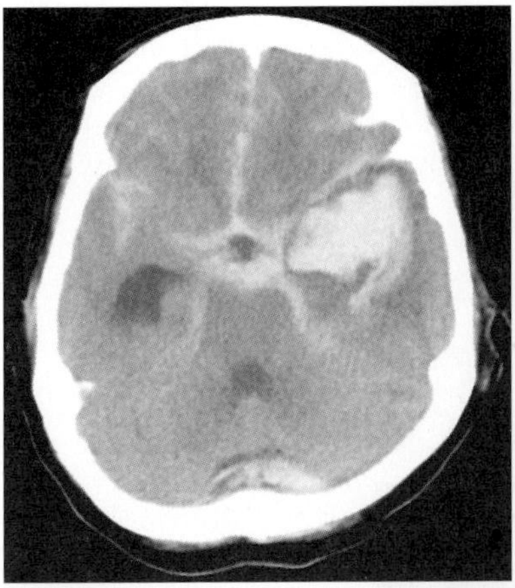

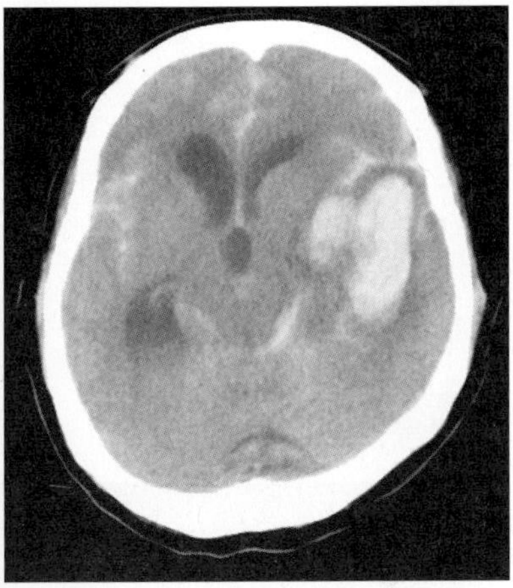

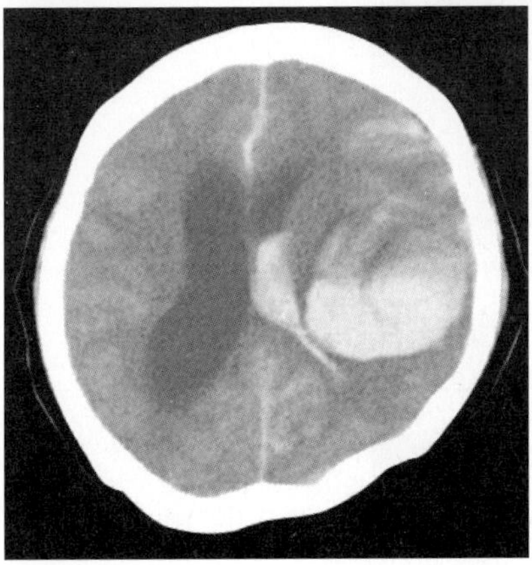

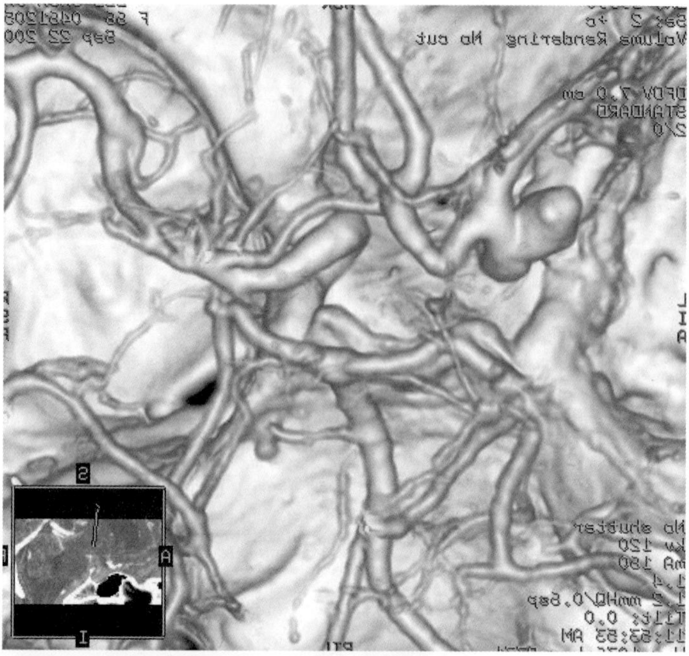

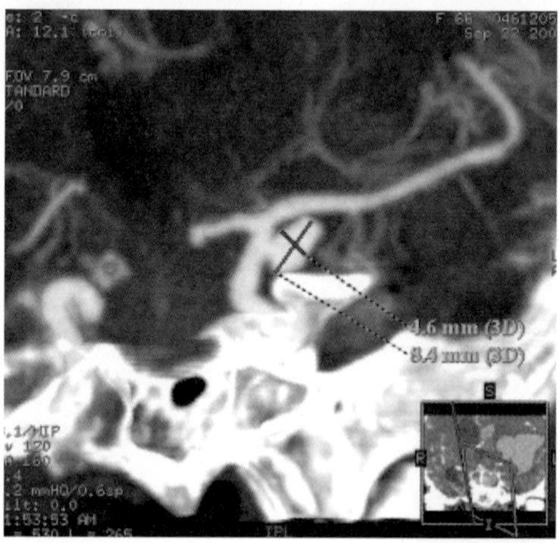

CT angiography 후 decompressive craniectomy with hematoma removal과 동시에 aneurysm neck clipping 계획

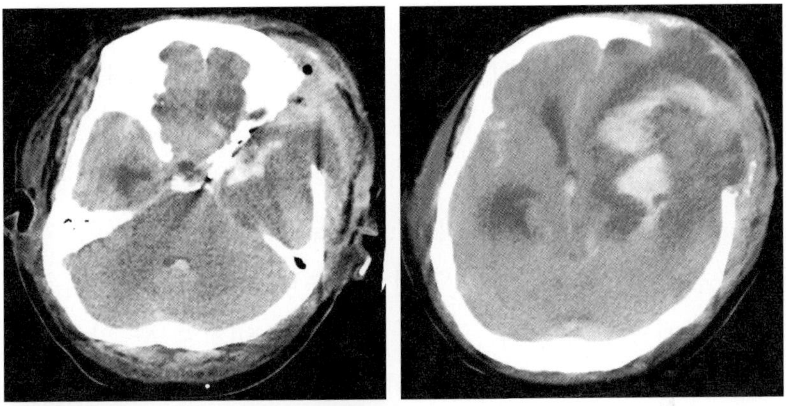

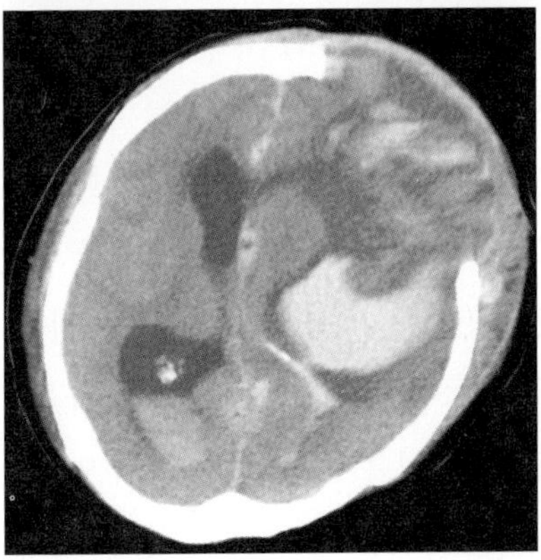

Post-op day #3 CT : severe brain swelling with further progressing midline shifting, remnant ICH

Point

SAH, ICH, SDH with severe brain swelling, mass effect를 보일 때 뇌동맥류 치료방법 선택

과거에는 mass effect를 동반하고 있는 파열 뇌동맥류에 대하여는 감압 개두술을 통한 혈종제거와 함께 aneurysm neck clipping을 하는 것이 당연한 것으로 받아들여졌었다. 그러나 이러한 환자 대부분에서 중증도 이상의 뇌부종이 있어 병변에 도달하려면 lobectomy를 하거나 강한 brain retraction을 할 필요가 있다. 특히 complex aneurysm의 경우에는 완전한 neck clipping이 어려울 뿐 아니라 brain retraction injury 등에 의하여 수술 전과 비교하여 더 심한 뇌 손상을 유발시키는 경우가 많다. 위에서 소개한 두 증례가 극단적인 비교일 수 있을지는 모르지만 이러한 수술에 의한 안 좋은 추억은 vascular neurosurgeon 누구에게나 있었을 것이다.

이러한 중증 뇌부종을 동반하며 감압 개두술과 혈종 제거가 필요한 환자가 응급실로 내원하게 되면 뇌부종 관리를 위한 감압술이 먼저인지, 아니면 아직 약물 투여만으로도 뇌부종을 치료하거나 더 심한 뇌부종의 진행을 막을 수 있는 경우인지를 판단하는 것이 매우 중요하다. 이 판단을 위한 도구로 이 책 제3장에서 소개한 misery collaterals의 개념을 도입해 볼 수 있다. 저자의 병원에서는 1년 365일, 하루 24시간 언제라도 신경외과 뇌혈관내수술팀에 뇌혈관촬영실이 open되어 있기 때문에 뇌동맥류파열 환자가 응급실에 오게 되면 즉시 diagnostic cerebral angiography를 시행하게 된다.

Midline shifting이 있는 경우에는 CTA 없이 바로 의심이 되는 ICA를 취하여 one vessel angiography를 하게 되는데 이때 misery collaterals 어느 type이라도 보이면 뇌동맥 조영촬영을 위하여 취한 femoral sheath를 그대로 대퇴동맥에 위치시킨 채로 dressing을 하여 덮고 지체 없이 환자를 수술실로 옮겨 EVD를 한 후 다시 뇌혈관촬영실로 옮겨 angiography를 하게 된다. 그러나 misery collaterals가 발견되지 않으면 이어서 뇌압조절 약물을 투여하면서 동맥류에 대한 coiling을 빠른 시간 내에 완료하고 CT 재촬영 후 적절한 감압 개두술과 혈종제거술을 하고 있다.

일단 파열 뇌동맥류가 재출혈을 일으키지 않도록 coiling이 된 상태에서 개두술을 하기 때문에 head frame을 씌운다든가, 또는 monitoring을 하는데 걸리는 시간을 줄일 수 있어 빠른 시간 안에 거의 완전하게 혈종을 제거함으로써 효과적인 decompression이 이루어진다. 특히 당장 수술실을 열 수 없는 상황이거나 야간에 수술실 man power가 부족한 작은 규모의 병원에서는 오히려 적극적으로 활용해야 할 방법일 것이다.

다음에 소개하는 증례는 Hunt & Hess grade 5 환자에서 intracranial circulation이 없는 misery collaterals type 1에서 EVD 수술 후 뇌혈류가 보이면서 파열 뇌동맥류가 발견되어 coiling을 시행한 경우로 시술 후 수주간 vegetative state 유지하다가 사망하였던 환자이다. 적극적인 치료가 의미가 있었던 증례인지에 대한 문제는 시술자의 Philosophy of aneurysm treatment에 관한 문제이다.

68세 여자 환자로 comatose mentality but sluggish light reflex of both pupils를 보였던 aneurysmal SAH 환자로 carotid & vertebral angiogarphy에서 intracranial circulation이 보이지 않는 angiographic brain death 소견을 보임.

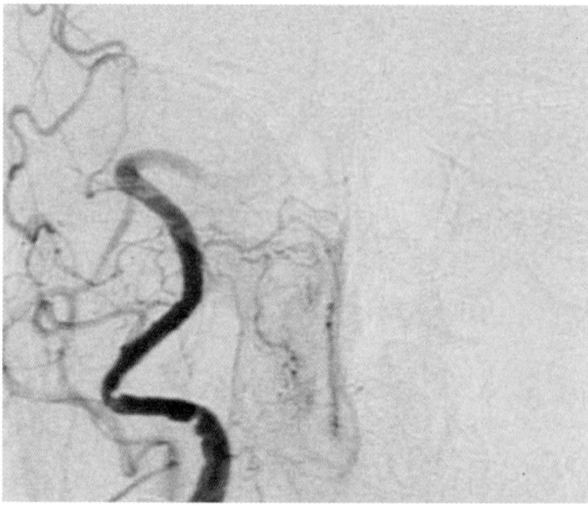

right ICA angiography

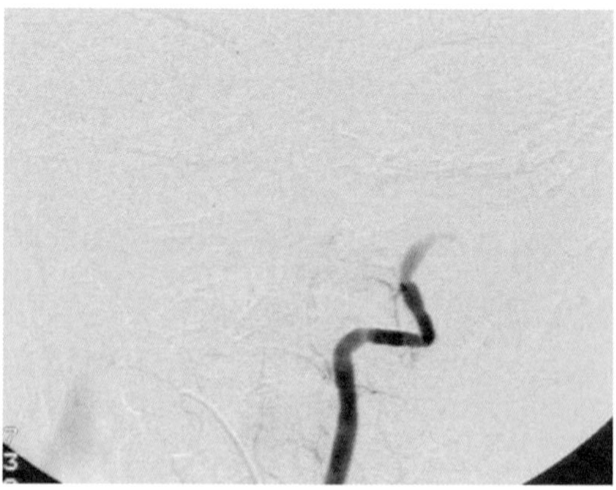

left vertebral angiography

Angiographic finding 확인 후 즉시 환자를 수술실로 옮겨 ICP control 위한 응급 EVD 수술을 하였으며 이때 initial opening ventricular pressure는 40 cmH_2O였으며 이를 20 cmH_2O로 유지하면서 다시 뇌혈관촬영을 시행함.

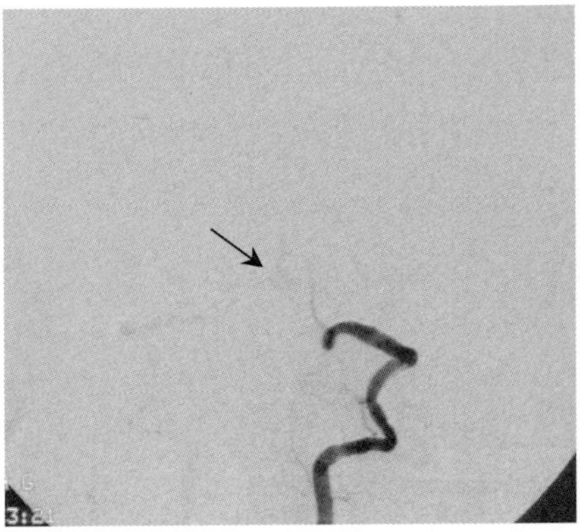

(a)

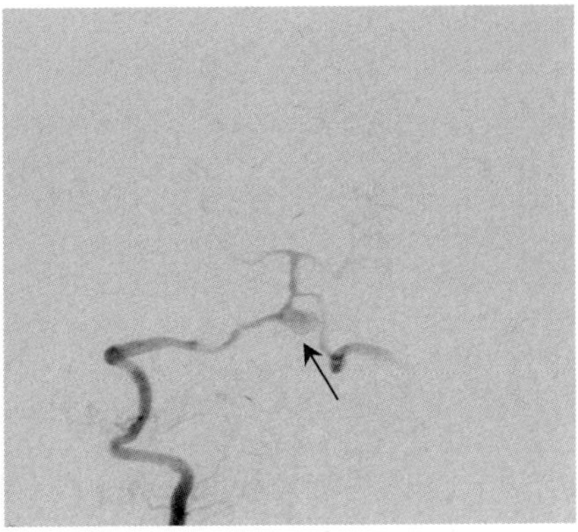

(b)

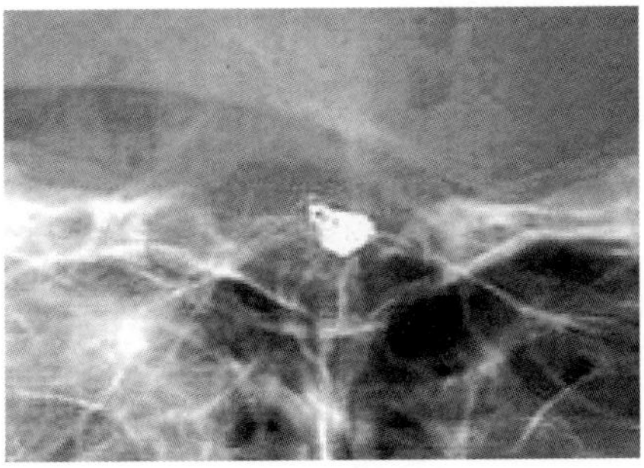

(c)

EVD 이후 촬영한 vertebral angiography : (a) left vertebral angiography showed faint aneurysmal dilatation of right vertebral artery. (b) right vertebral angiography showed aneurysm clearly with visible posterior intracranial circulation, and (c) coiling.

Case 2 Hidden, undetected small parent artery aneurysm

최근에는 3D rotational angiography를 이용하기 때문에 aneurysm과 parent artery와의 관계를 비교적 정확하게 확인하고 coiling procedure를 할 수 있으나 아주 작은 bleb일 때는 종종 그 존재 여부 확인이 어려울 수 있다. 특히 conventional DSA 장비에 의존했던 시기에 De novo aneurysm으로 보고되었던 많은 부분이 처음 진단 시의 angiography에서 발견하지 못했던 small aneurysm near neck일 가능성이 많다. 개두술을 통한 aneurysm neck clipping에서는 수술 시야에서 직접 주변 혈관을 확인하기 용인하기 때문에 이러한 bleb을 발견할 수 있는 확률이 높으나 뇌혈관내수술에서는 DSA에서 좋은 영상을 얻지 못한다면 이를 간과하거나 발견하지 못한 채 시술을 끝내게 된다. 매우 작은 unruptured aneurysm일 경우에는 별 문제가 되지 않겠지만 같은 parent artery를 가지고 있었던 바로 옆에 위치한 ruptured aneurysm이 clip이나 coil로 isolation 됨으로써 그 동맥류에 전달되는 hemodynamic stress의 급격한 변화로 rapid growing을 할 수 있으므로 어떤 이유에서 이 부분에 대한 치료가 안되었다면 follow up angiography 일정을 앞당기는 요인으로 작용할 것이다.

다음은 distal ACA aneurysm rupture에 의한 coiling 증례이다.

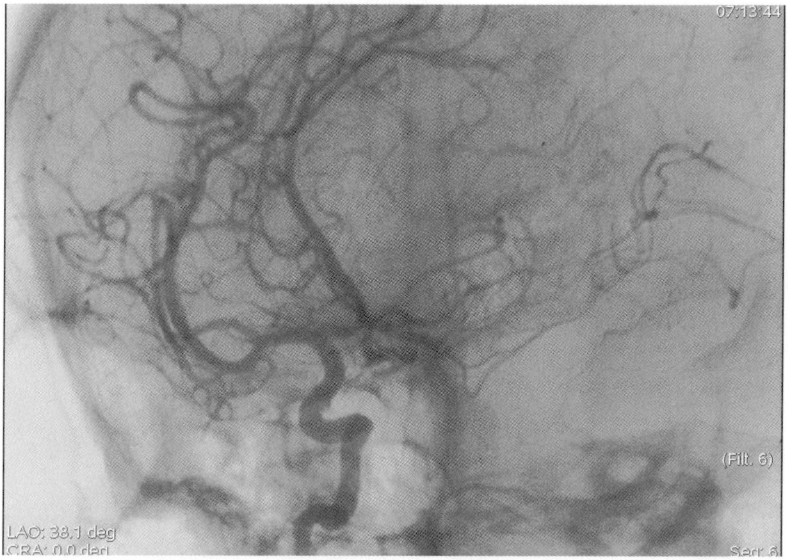

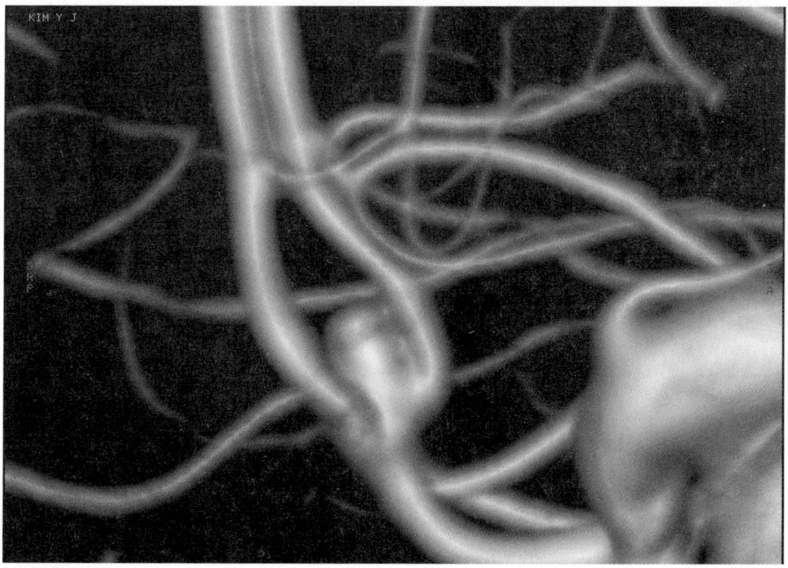

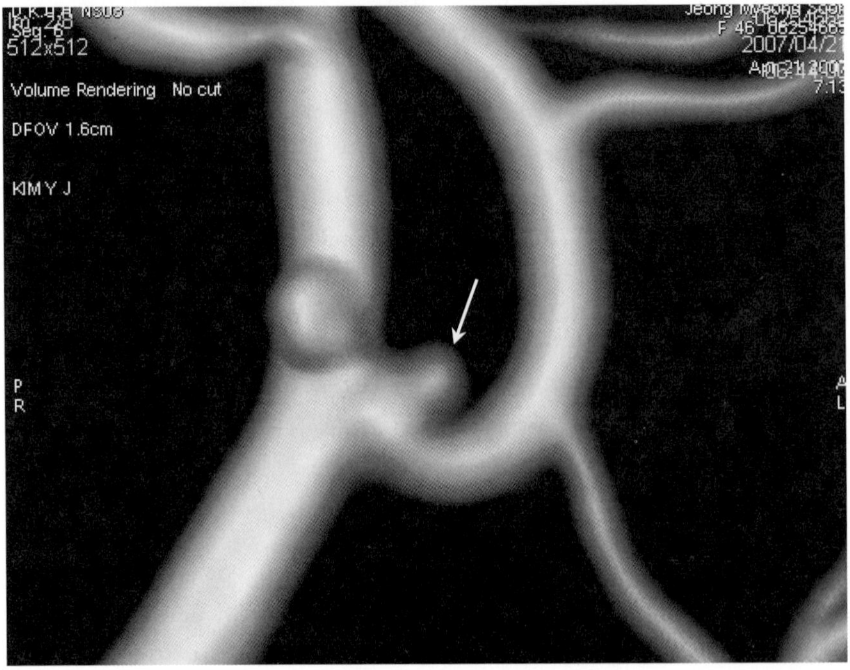

한 개의 sac을 가진 simple bifurcation aneurysm으로 보이나 3D rotational angiography에서 다른 small aneurysm이 다른 각도의 bifurcation 부위에서 발견됨.

Main sac에 대하여 coiling 후 working projection을 바꾸어 small aneurysm에 microcatheter tip을 위치시켜 한 개의 coil을 이용하여 치료한 사진이다.

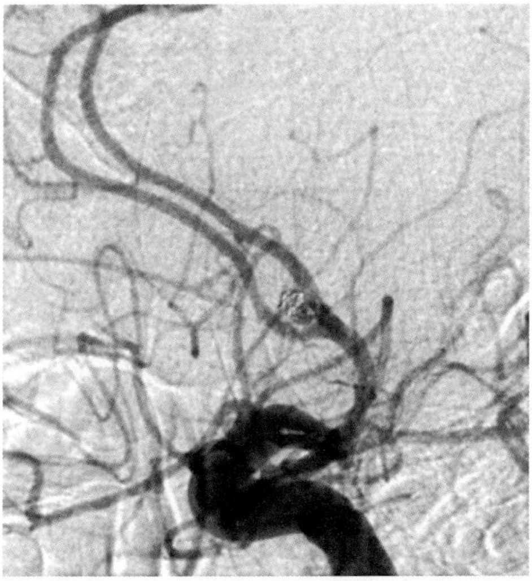

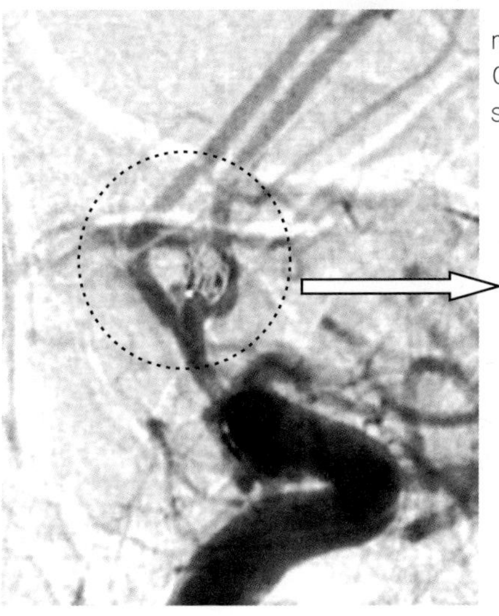

main sac coiling 후 하얀 점으로 보이는 microcatheter tip을 다른 small sac base에 위치시켜 coiling

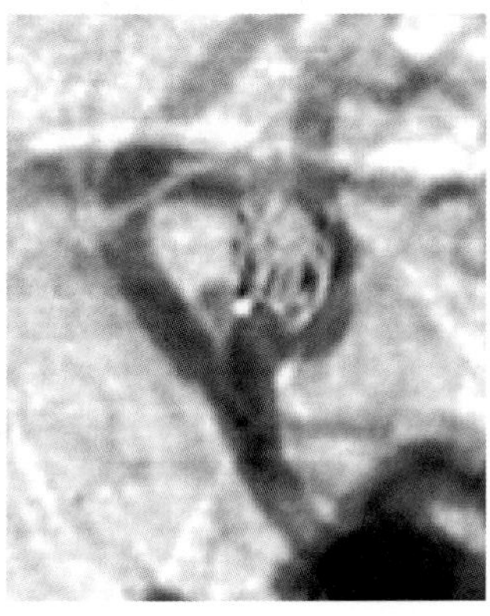

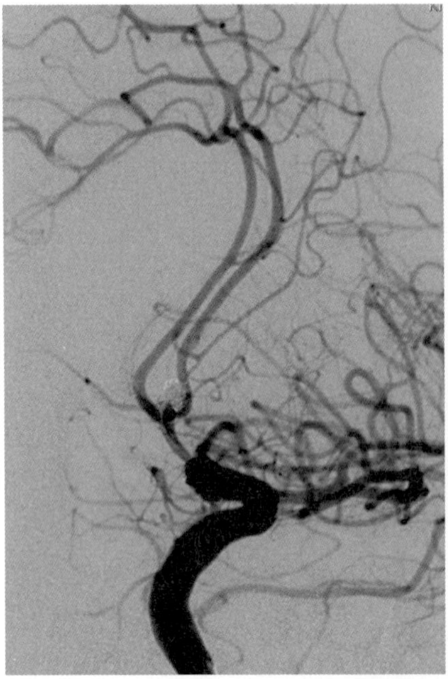

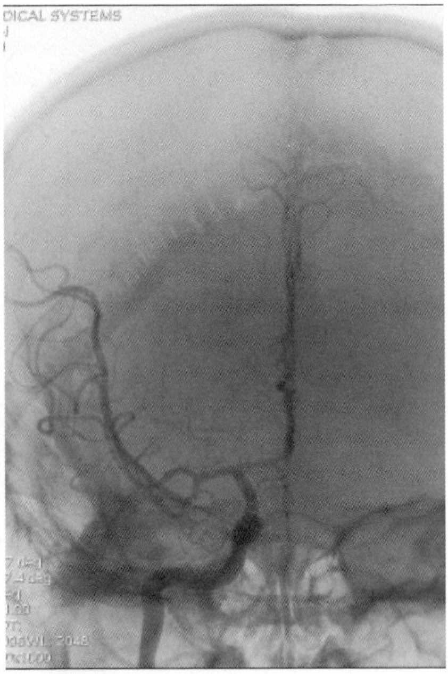

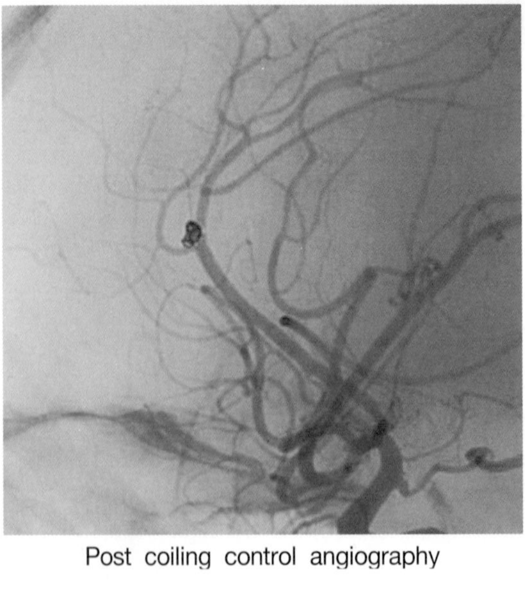

Post coiling control angiography

Point

대부분 이와 같이 발견되는 동맥류는 그 크기가 작고 sac neck ratio가 1 이하인 경우가 많기 때문에 1개의 적절한 길이의 coil을 선택하여 삽입하게 되며, microcatheter tip을 sac의 base에 위치시켜 첫 번째 coil loop이 동맥류 속으로 들어가게 하며 이렇게 들어간 코일을 micro guidewire 삼아 어느 정도 sac 안으로 microcatheter tip을 밀어 넣는다는 기분으로 힘을 싣고 나머지 coil loop을 삽입하는 것이 안전하다. 불완전하게 coil packing이 되는 경우에는 parent artery flow를 줄여주는 목적으로 setnt를 같이 사용할 수도 있다.

Parent artery와 small aneurysm과의 관계를 잘 볼 수 있는 good working projection을 찾아 여기서 최대 크기로 확대한 road mapping 하에 시술하는 것이 편리하다.

Case 3 AComA aneurysm stalk, clipping or coiling?

78세 여자환자로 5일 전 심한 두통으로 타 병원에 입원하여 수술 대기 중 decreased mentality with disorientation, 우측 편마비 (grade 3) 증상이 진행되어 transfer됨.

입원 당시 촬영한 CT와 3D angiography

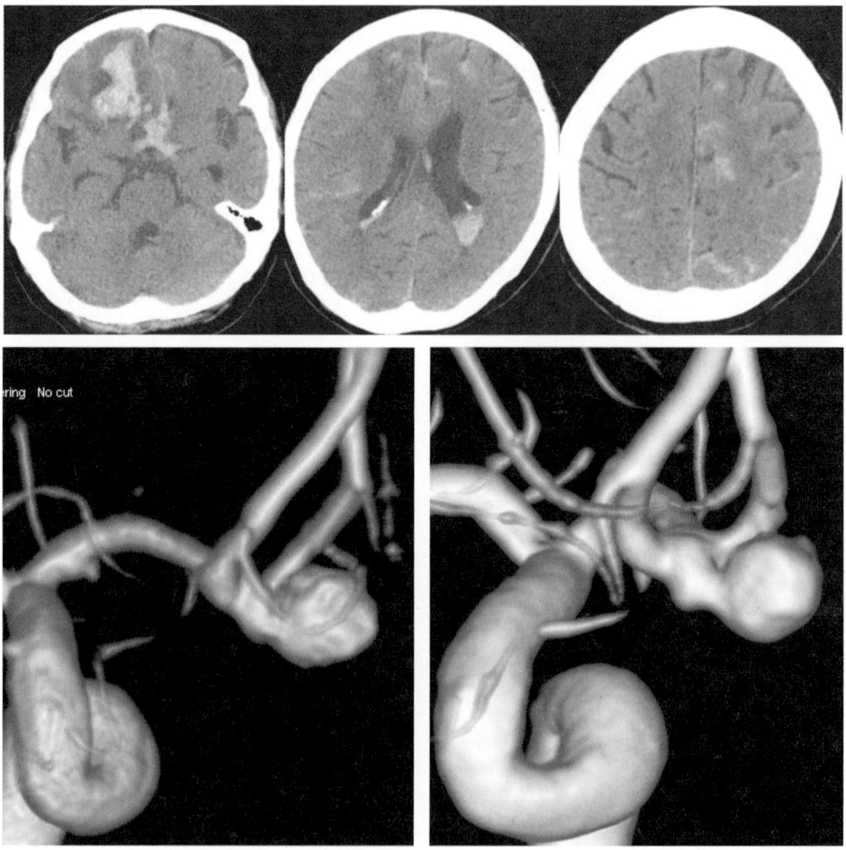

환자 치료 계획에 고려해야 할 인자

1) right frontal ICH with mild midline shifting to left이면서 증상은 developing right hemiparesis & confusion

2) vasospasm period

3) right dominant AComA aneurysm with stalk

이 환자에 대하여 다음의 몇 가지 치료 방법 중 하나를 선택할 수 있을 것이다.

What is your selection?

1) microsurgical neck clipping
   through right pterion
   through left pterion with decompressive craniectomy
   subfrontal interhemispheric
   key hole right supraorbital approach

2) coiling targeted on ruptured sac only and early follow up for the remnant stalk

3) coiling first and the delayed remnant neck clipping after the vasospasm resolved

4) coiling the whole aneurysm including the small remnant neck in one session

5) the others

저자는 aneurysm stalk을 포함한 endovascular aneurysm coiling을 선택하였다.

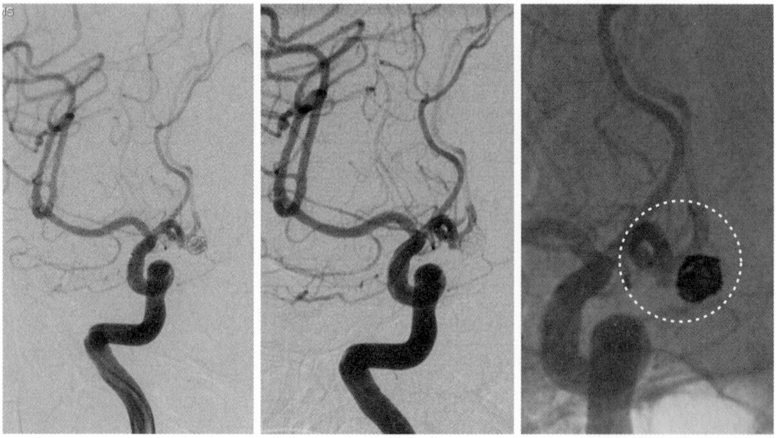

Post-coiling final angiography

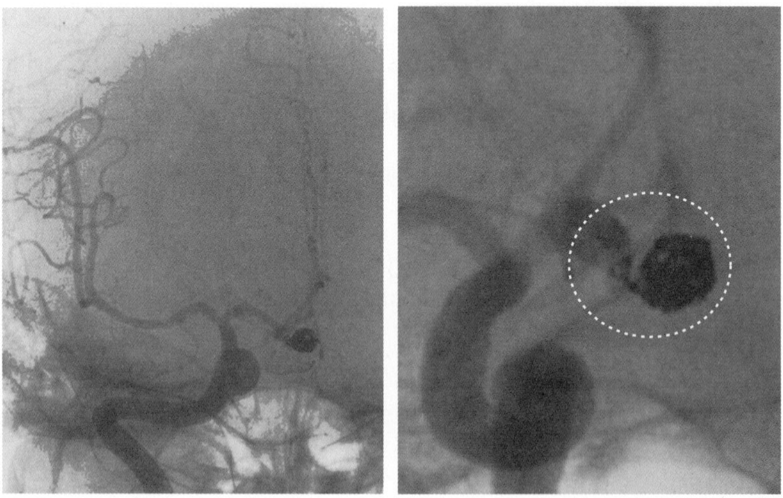

Point

Stalk의 크기가 2mm 이하인 경우이므로 main sac을 packing 하고 microcatheter를 뽑아내어 remnant portion의 중간 부분에 두고 coiling을 하게 되면 1.5mm 직경의 coil을 선택하더라고 실패할 가능성이 높다. 오히려 2mm ultrasoft 또는 hypersoft coil을 사용하여 microcatheter tip을 이미 형성해 놓은 main sac의 coil mass proximal 1/3에 위치시켜 coil을 delivery 함으로써 small sized coil의 first loop을 main coil basket과 anchoring 시키고 다음에 감기는 loop이 사진에서와 같이 8자 모양의 coil remodeling을 유도하는 것이 좋다.

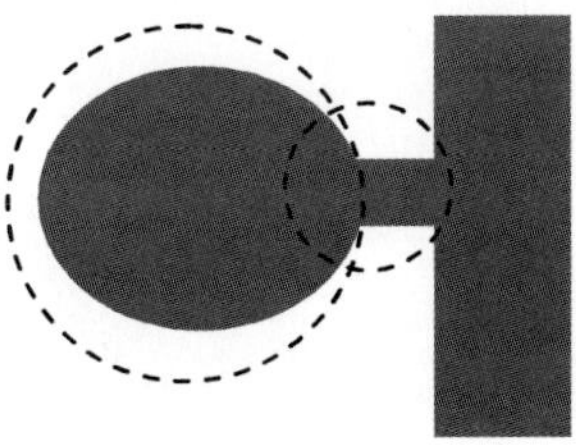

First target인 main sac을 거의 complete packing 하기 바로 직전 microcatheter tip을 점선으로 표시한 큰 원과 작은 원의 겹치는 부분으로 조금 빼내거나 자연스럽게 empty space로의 이동을 유발한 후 작은 coil을 delivery 하여 stalk에는 8자 모양의 coil remodeling 부분이 들어가도록 한다.

Case 4 Distal left PICA aneurysm coiling through contralateral vertebral artery

환자는 심한 두통으로 내원하였으며 CT에서 4th ventricular hemorrhage만 발견됨.

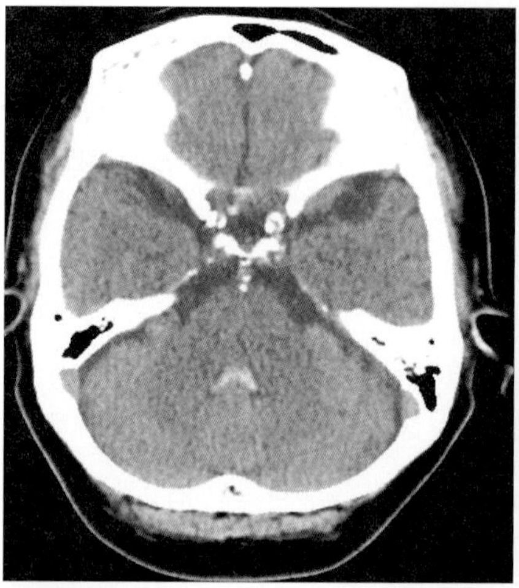

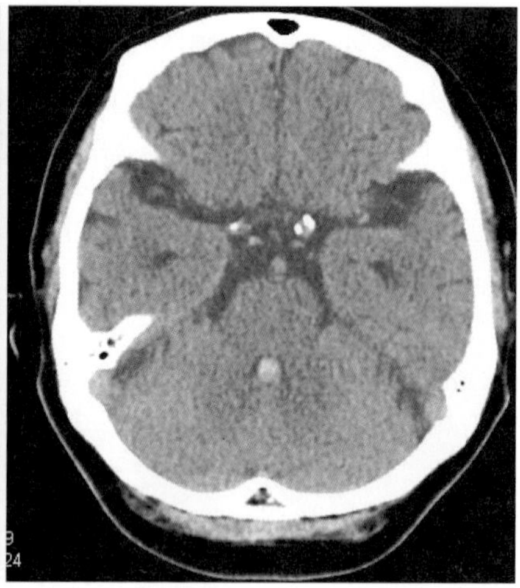

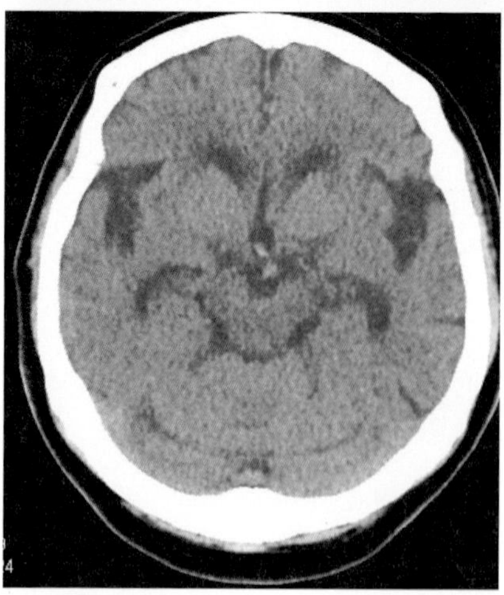

CT angio에서 특별한 multuiple vascular wall calcification 이외의 혈관 이상을 발견하지 못했으나, MIP image lateral view에서 distal PICA에 의심되는 lesion 확인.

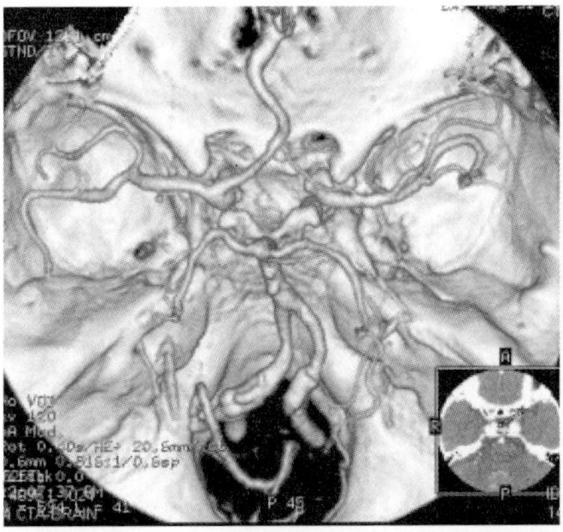

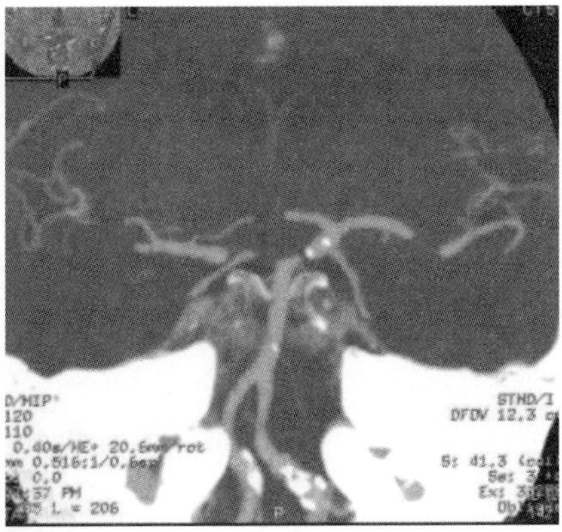

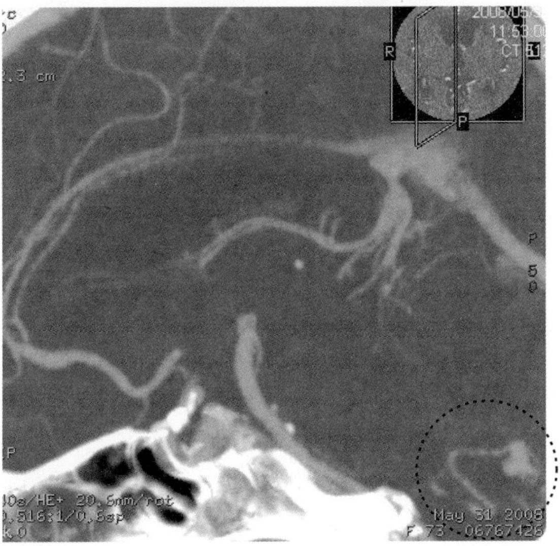

Left vertebral angiography에서 distal PICA aneurysm 확인되어 left vertebral artery를 통한 coiling을 시도하였으나 severe proximal vessel tortuosity, vertebral artery-PICA origin 사이의 acute angle로 인하여 microcatheter super-selection 실패함.

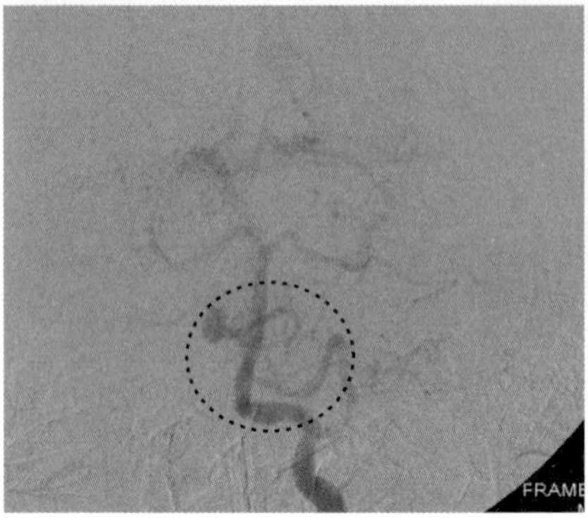

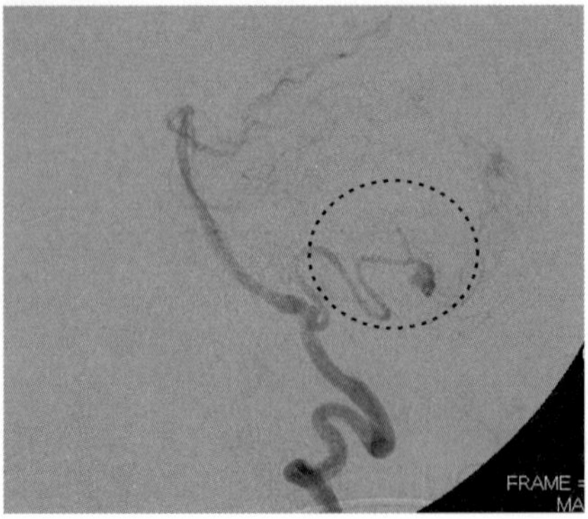

양쪽 vertebral artery에 guiding catheter를 설치하고 bilateral vertebral artery angiography 및 road mapping에서 right vertebral artery를 통하여 vertebrobasilar junction을 넘어 left vertebral artery로 내려간 후 비교적 원만한 각도를 이루고 있는 left PICA로 super-selection을 하여 aneurysm까지 microcatheter를 쉽게 도달시킬 수 있었다.

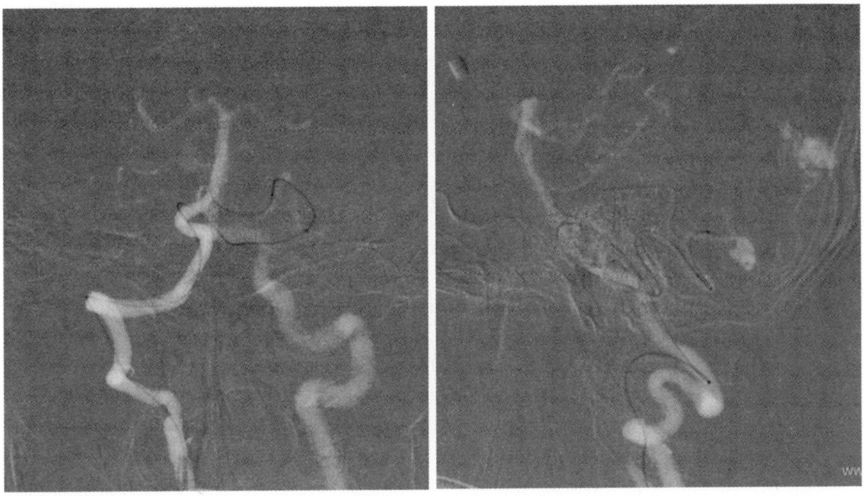

Road map: (a) using both vertebral artery for contralateral vertebral artery selection, (b) using left vertebral artery for microcatheter navigation to the target aneurysm

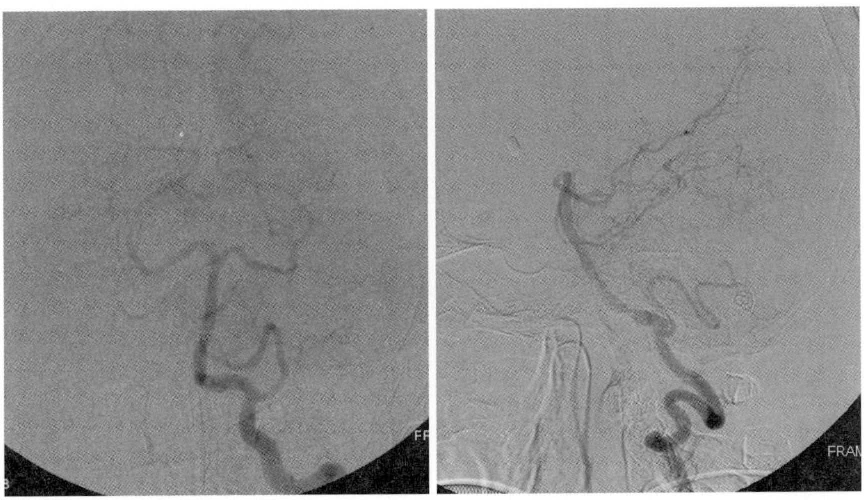

Post-coiling angiography

Point

Distal PICA aneurysm이 파열되는 경우에는 뇌동맥류파열에서 특징적으로 보이는 뇌지주막하출혈 대신 4th ventricular hemorrhage만 보이는 경우가 많으므로 심한 두통과 함께 4th ventricular hemorrhage가 있으면 SAH가 없다 하더라도 distal PICA의 vascular abnormality 유무 확인이 필요하다. 간혹 MR angio로 확인할 때 주로 circle of Willis 주변에 관심을 두고 보며, CT angio에서는 이 부분까지 cover 하는 것이 어렵기 때문에 이들 만으로는 distal PICA의 혈관 이상을 종종 놓치게 된다.

Case 5 Coil escape and coil removal using snare

Small PComA aneurysm coiling 도중 detach한 coil이 탈출하여 ACA로 이동, 이를 snare를 이용하여 제거한 증례이다.

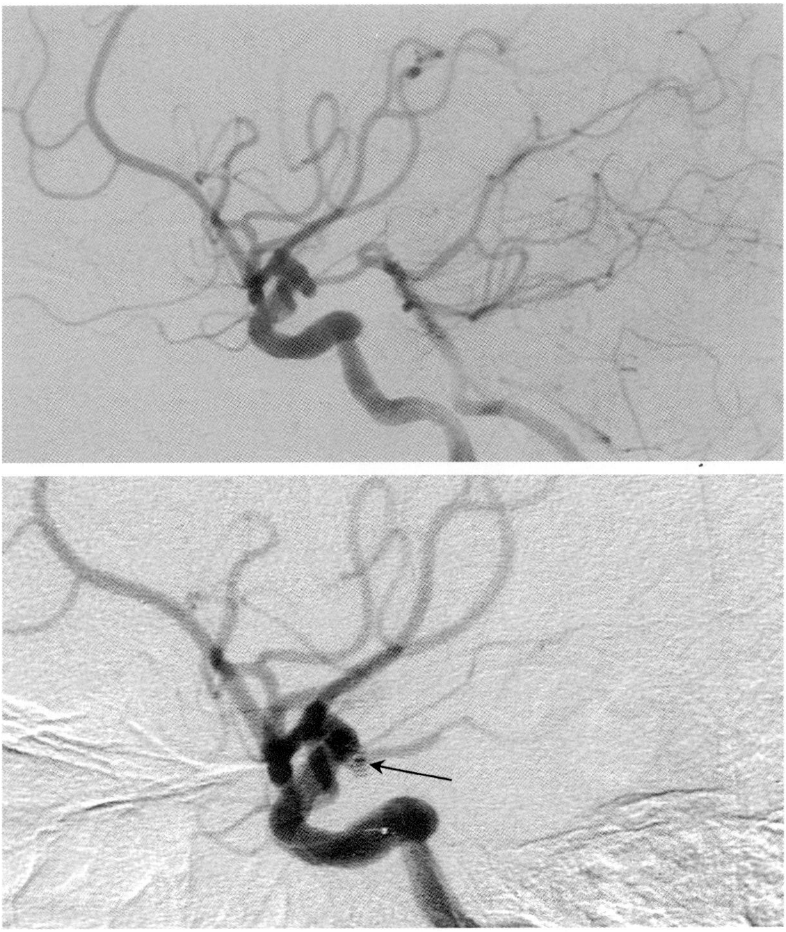

Broad neck small sized aneurysm에 대하여 ultrasoft coil (2x1) 1개 사용하여 coiling

Coil detachment 후 동맥류에서 코일이 빠져 나와 distal ACA 로 coil migration이 확인되었다.

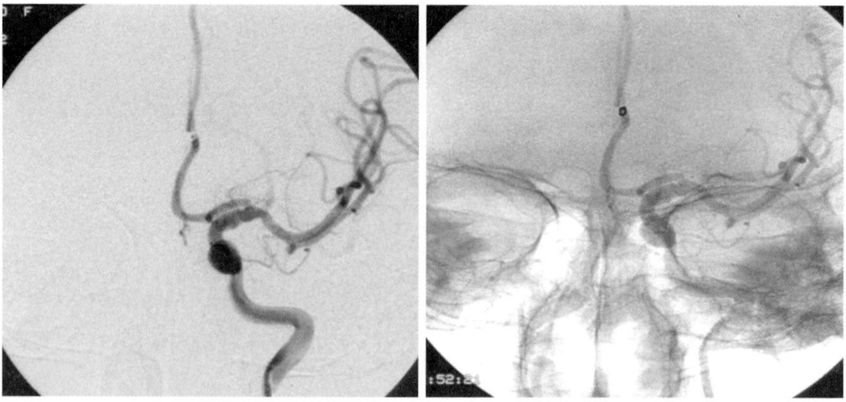

Helical coil이기 때문에 이동한 코일의 모양이 원형을 유지한 채 distal flow가 유지되어 있음.

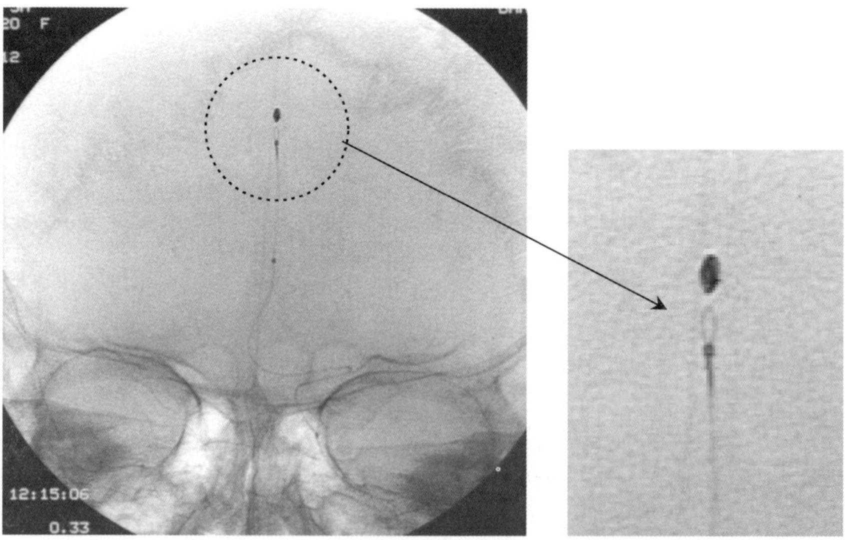

시간이 지남에 따라 ACA flow에 의하여 coil이 더 멀리 이동하면서 compaction되어 혈류를 방해함으로써 distal flow 보이지 않게 됨.
Amplatz goose neck snare 2mm 사용하여 migrated coil removal 시행함.

Migrated coil removal 후 2×2 ultrasoft coil을 사용하여 aneurysm 내 coil shape remodeling technique에 의하여 시술하였다.

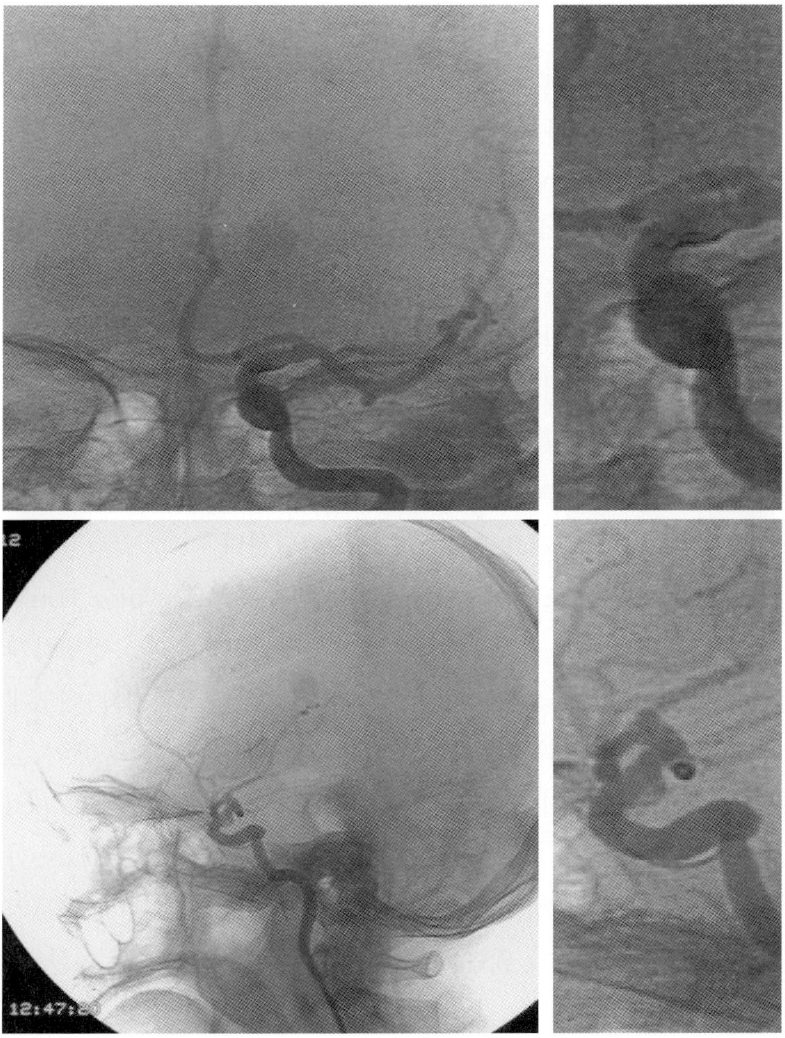

Point

직경이 2mm 내외의 작은 ruptured aneurysm은 coiling 하기에 가장 어려운 complex aneurysm일 것이다. 많은 경우에서 sac neck ratio가 coil만 사용하여 치료하기는 적절하지 않아 시술 후 coil migration을 경험할 수 있다. 대부분 1개의 coil로 치료하기 때문에 helical coil을 사용했을 때 coil이 혈관 내벽에 끼면서 horizontal position을 유지한다면 coil의 내부 빈 공간을 통하여 distal flow가 유지되어 특별한 신경학적 이상 증상은 보이지 않게 된다. 오히려 이러한 migrated coil을 제거하기 위하여 시도하는 치료가 오히려 혈관 손상을 일으켜 더욱 나쁜 결과를 초래하므로 어느 정도 시간이 경과할 때까지(저자의 경우에는 systolic B.P.를 정상 혈압의 30%까지 올리고 약 30분을 기다림) 코일 모양의 변화 없이 distal flow가 유지되고 있다면 더 이상의 작업은 필요 없을 것으로 판단한다.

그러나 코일이 조금씩 움직여 멀리 이동하면서 compaction되어 코일 가운에 빈 공간이 없어지거나, 혈관과 평행하게 vertical 방향으로 코일이 끼게 되면서 distal flow유지가 어렵게 된다면 이를 제거하는 노력이 필요하다. 보통 원위부 동맥의 경우 타 동맥으로부터 혈류를 받는 collateral circulation이 open될 가능성이 있기 때문에 뇌혈관조영촬영을 capillary phase까지 세심히 관찰을 하여 collateral feedback이 형성된다면 무리한 제거 노력은 하지 않는 것이 좋다. 즉 코일 제거로 인한 혈관손상에 의하여 잃는 것과 혈류를 개통시킴으로써 얻는 것 사이에서의 정확하고 빠른 선택이 필요하다.

Blister blood aneurysm에 대하여 1개의 stent 또는 stent in stent를 사용하여 좋은 결과를 보고하고 있는 논문도 있으나 ruptured small aneurysm에서 stent에만 의존한 치료는 불완전하다. 할 수만 있다면 stent with coil이 가장 좋은 방법일 것이다. 원위부 동맥에 위치한 small ruptured aneurysm에서 stent를 이용한 coiling procedure 중 동맥류파열이 자주 발생할 수 있는데 이는 혈관에 설치한 stent가 microcatheter navigation에 장애물로서 방해가 되어 힘을 받고 있다가 어느 순간 energy를 품고 있었던 microcatheter가 펴지며 jumping을 함으로써 동맥류 fundus를 치게 됨으로써 파열을 유발시킨다. 이때는 coil에 의한 파열에서보다 더 심각한 문제를 야기하게 되므로 microcatheter가 aneurysm 근방에 위치해 있을 때 힘을 받는다면 procedural rupture의 가능성을 인지하고 대비해야 한다. Stent assisted coiling에 대하여는 이후 증례에서 자세히 다루도록 하겠다.

Small aneurysm 시술 시 coil migration을 방지하기 위하여 stent를 이용한다 하더라도 2mm 직경의 작은 coil을 사용할 때 Neuroform과 같은 open cell stent에서는 확실한 예방이 되는 것 같지 않다. 이와 같은 현상을 막기 위하여 stent in stent 방법을 사용하여 두 번째 stent의 distal portion을 천 번째 것과 약간 차이 있게 위치시켜 cell size를 줄여주는 방법이 이용되기도 한다. Enterprise와 같이 closed cell을 가지고 있는 stent는 coil migration 예방이라는 관점에서 볼 때 유리할 수는 있으나 이것 역시 완전한 것 같지는 않다. 다음은 coil migration을 방지하기 위하여 stent를 사용했으나 follow up angiography에서 언제인지는 모르지만 coil이 distal MCA로 이동되어 있었던 환자 증례이다.

67세 여자 환자로 ruptured left PComA small aneurysm으로 내원

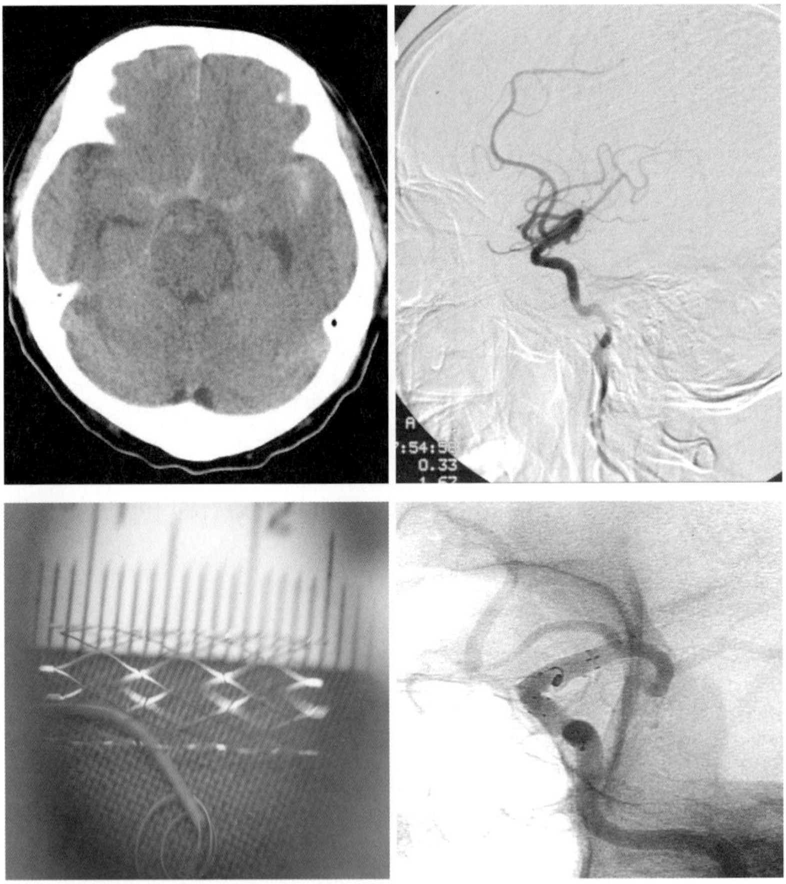

Stent assisted coiling : aneurysm sac 안에 coil이 위치하였으나 microcatheter에 힘을 받으면서 coil 쪽으로 나옴.
Coil의 pulsation 관찰되지 않아 detach 했으며 control angiography에서도 coil position 유지함.

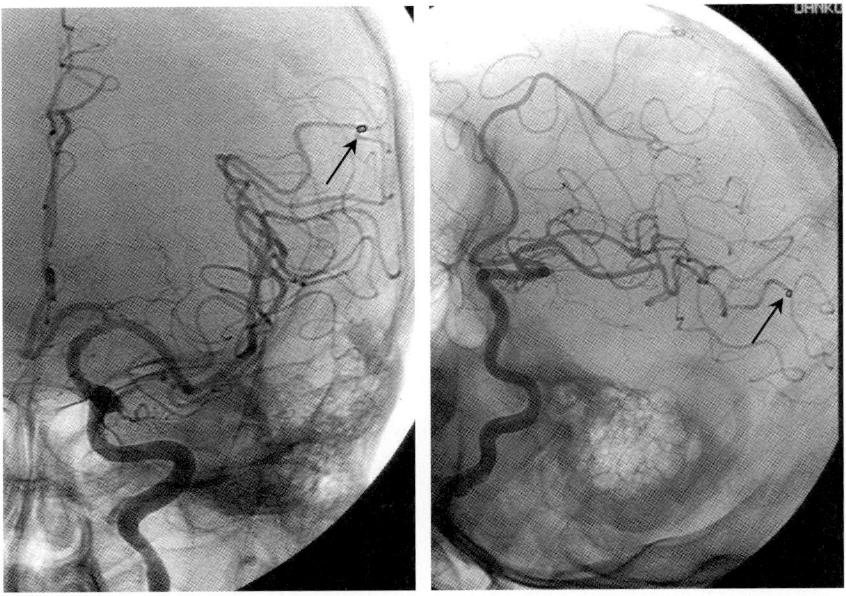

6개월 후 scheduled follow up angiography에서 coil migration to distal MCA 확인. Coil의 모양은 compaction 되지 않은 채 empty space를 보이며 distal flow 유지되고 있음. 신경학적 이상 소견은 전혀 없었음.

(B) Stent implantation on complex aneurysm treatment

Endovascular coiling에서 intracranial stent의 사용으로 많은 complex aneurysm을 치료할 수 있게 되었다. 여러 종류의 intracranial stent가 사용되어 왔으나 현재 국내에서 사용되는 것으로는 Boston Sci. 회사의 Neuroform과 Cordis 회사의 Enterprise가 대표적이다. 시술 수일 전부터 항혈소판 약물 투여가 적극적으로 권장되기 때문에 파열 뇌동맥류에서 약물 투여에 의한 재출혈의 위험 증가로 초기에는 unruptured aneurysm의 경우에 한하여 그 적응을 삼았으나 최근에는 ruptured aneurysm에서도 비교적 안전하게 사용할 수 있다는 보고가 많이 나오면서 그 사용 범위는 매우 넓어지고 있는 추세이다. 또한 Pipeline(Chestnut Co. USA)과 같이 microcell stent의 flow redirection에 의한 aneurysm healing 효과가 소개되면서 앞으로는 coiling 없이 stent만으로 뇌동맥류 치료가 가능할 것 같다. 처음 broad neck aneurysm에 대한 stent implantation은 1994년, 1995년에 많은 관심을 보이면서 여러 논문이 발표되고 이후 2002년 11월 Neuroform stent가 임상에 적용되면서 현재에 이르고 있다.

초기 stent on aneurysm treatment에 관련된 references

Turjman F, et al: Combined stent implantation and endosaccular coil placement for treatment of experimental wide-necked aneurysms a feasibility study in swine. AJNR 15:1087-1090, 1994.

Szikora I, et al: Combined use of stents and coils to treat experimental wide-necked carotid aneurysms preliminary results. AJNR 15:1091-1102, 1994.

Geremia G, et al: Embolization of experimentally created aneurysms with intravascular stent devices. AJNR 15:1223-1231, 1994.

Massoud TF, et al: Endovascular treatment of fusiform aneurysms with stents and coils technical feasibility in swine model. AJNR 16:1953-1963, 1995.

Higashida RT, et al: Intravascular stent and endovascular coil placement for a ruptured fusiform aneurysm of the basilar artery. Case report and review of the literature. J Neurosurg 87:944-949, 1997.

1) Goal of stent implantation

Broad neck aneurysm에서 coil loop이 parent artery 속으로 빠져 나와 혈류를 방해하거나 coil mass의 migration을 방지하기 위한 것이 뇌동맥류치료에서 stent를 사용하는 원래 목적이었다.

Parent artery와 aneurysm 사이에 mechanical scaffold를 형성함으로써 비교적 안전하게 complete coil packing을 유도할 수 있다. 이러한 mechanical scaffold는 endothelialization을 위한 endoluminal matrix로서 작용을 하여 모 동맥으로부터 동맥류를 완전히 분리시키는 효과를 얻을 뿐만 아니라, 모 동맥의 laminar flow pattern의 변화와 intra-aneurysmal flow vortices를 감소시킴으로써 coil compaction은 물론 small aneurysm에서 coil 없이 spontaneous aneurysm healing을 기대할 수 있다. 또한 self expanding stent의 radial force(사용하는 스텐트에 따라 모 동맥 내벽에 전달되는 radial force는 차이가 있는데 보통 10-30 mmHg의 압력)는 파열뇌동맥류 환자의 급성기 모 동맥에서 종종 보이는 acute vasospasm을 함께 치료하는 효과도 기대할 수 있다. 비록 뇌동맥류에서 사용되는 stent가 정상적인 모 동맥의 혈관내벽에 위치하게 된다 하더라도 이후 follow up angiography에서 endometrial hyperplasia에 의한 in-stent stenosis가 올 수 있다고 보고한 논문들이 있는데 저자는 아직 이러한 것을 경험하지 못하였다.

다음의 사진은 가장 ideal 한 stent with coiling의 예이다.

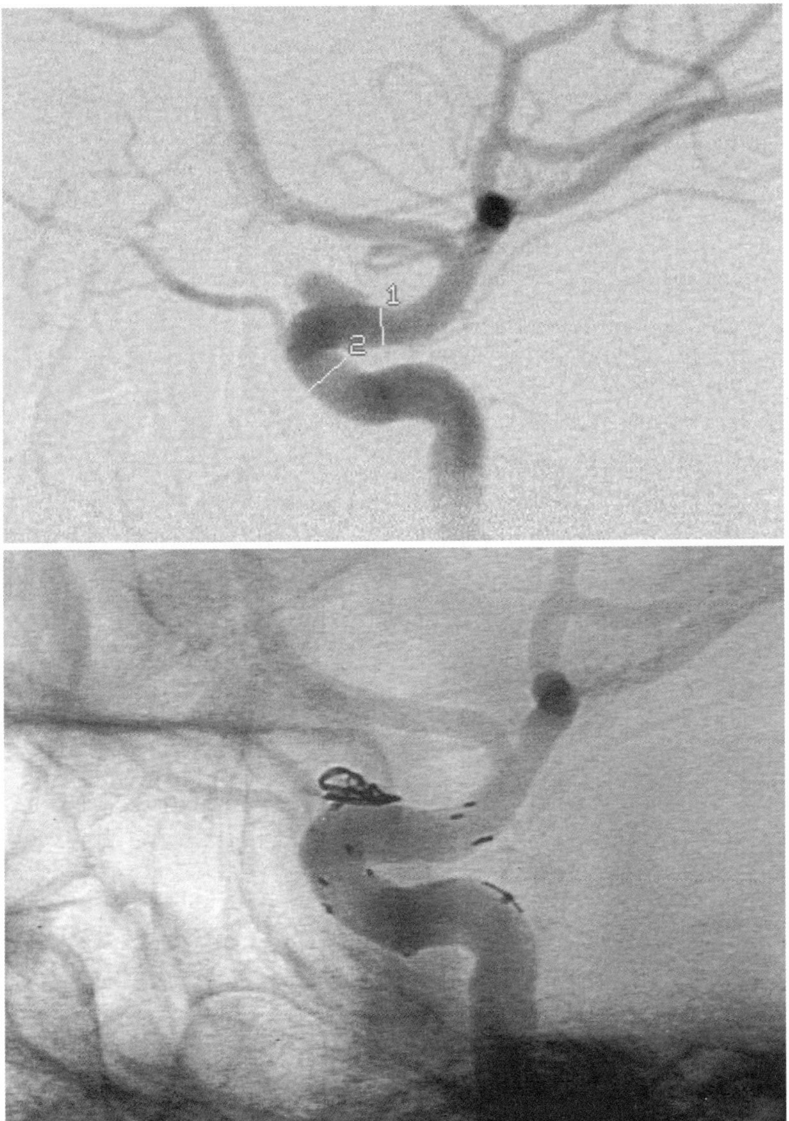

Stent makes coil mass flattened by stable bridging formation at the orifice of aneurysm neck.

2) Indication of stent implantation

뇌동맥류에 대한 stent의 적응을 표로 정리한다.

Indication of stent implantation on the treatment of intracranial aneurysm

Broad neck complex aneurysm

sac neck ratio ≤ 1 때 이용하나 sac neck ration가 2이상이라도 coil loop bulging에 의한 parent artery의 혈류가 방해 받는 경우에는 사용

Salvage(bail out) situation

이미 detach한 coil mass 또는 coil loop이 parent artery 내로 일부 빠져 나와 migration의 위함이 있을 때 이를 다시 aneurysm sac 내로 집어 넣어주는 역할

Dissecting aneurysm

to expand & affix intima to other vascular layers

Fusiform aneurysm, thrombosed fusiform aneurysm, blood

blister aneurysm

flow redirection, intrta-aneurysmal flow stasis

→ progressive thrombosis reduce wall shear stress

→ healing progressive remodeling of parent vessel

Rupture portion이 neck 근처에 있어 procedural rupture 가능성이 높다고 판단될 때

Incomplete packing on ruptured aneurysm?

37세 여자 환자로 ruptured right carotid cave aneurysm으로 내원한 환자로 salvage(bail out) 목적으로 사용한 stent 증례이다.

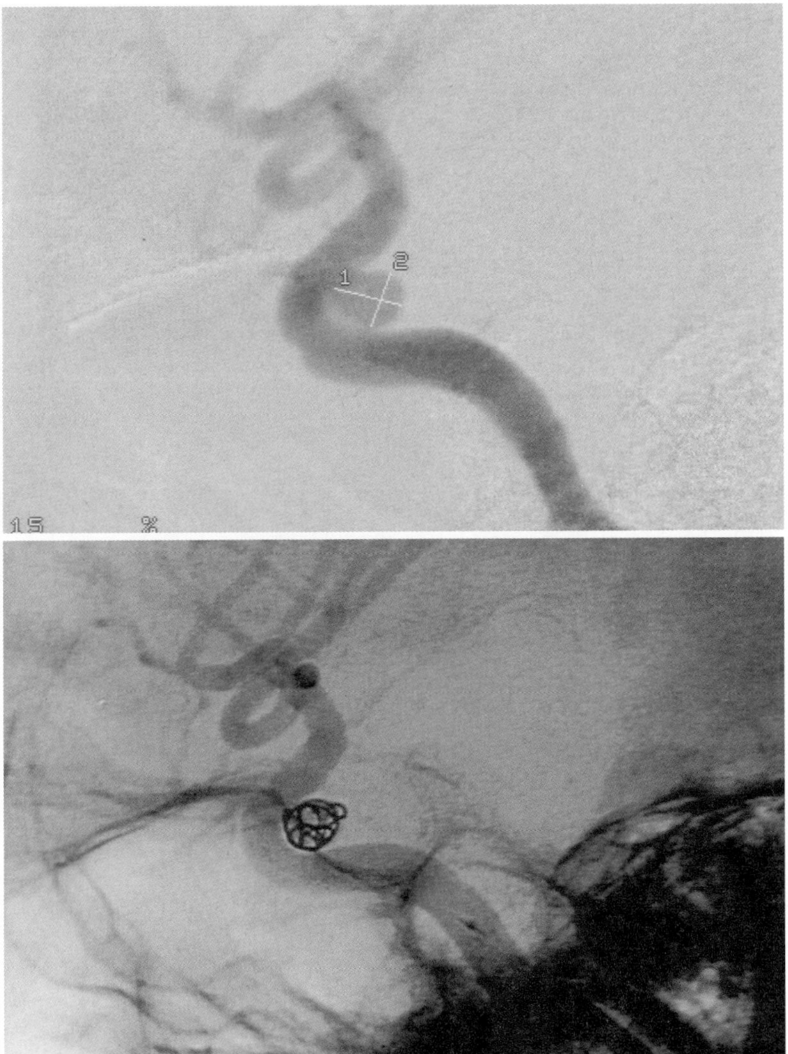

비교적 coiling 하기 좋은 saccular aneurysm의 보이며, 우측 사진에서 보듯이 coil frame도 잘 형성되어 있어 수월한 procedure로 예상되었다.

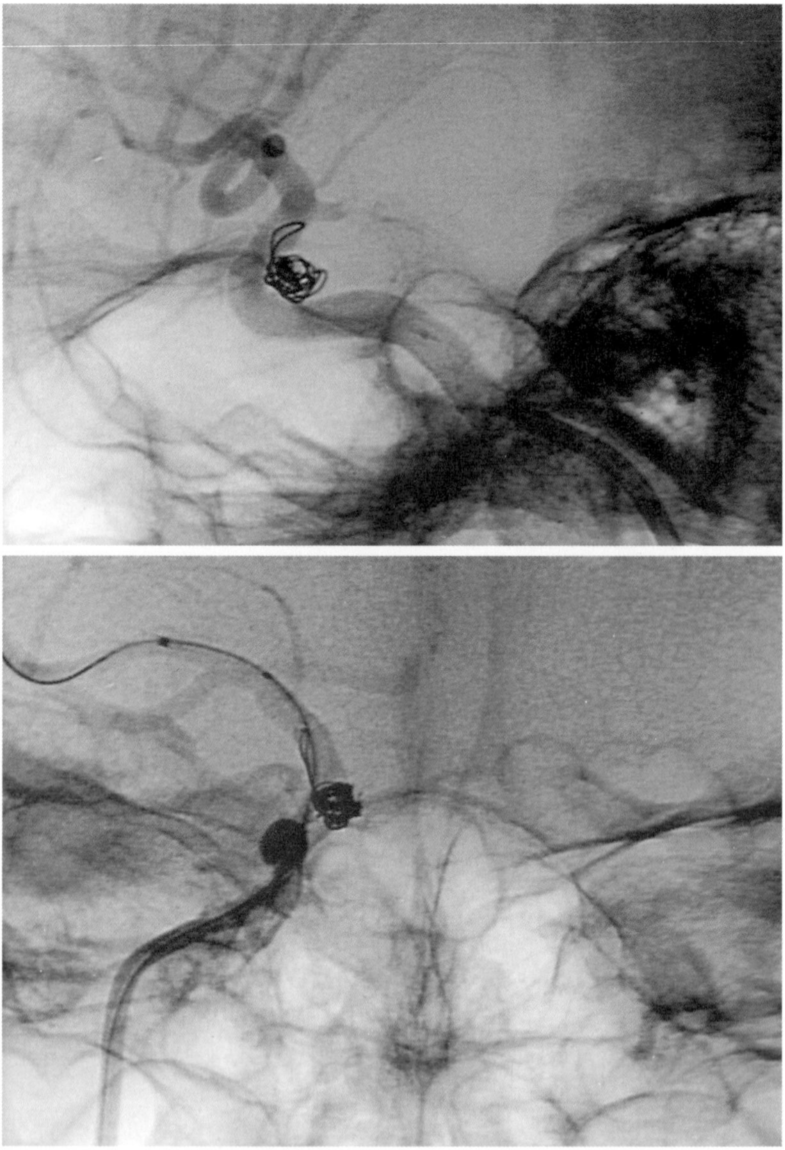

세 번째 coil이 delivery되는 과정에서 두 번째 넣은 coil loop이 parent artery로 빠져 나온 것이 확인되었으나, 세 번째 coil을 다시 pull out할 경우 더 많은 coil herniation이 염려되어 그 상태에서 detachment 시키고 연속하여 네 번째 coil을 삽입하여 complete packing을 유도하고, 우측 사진에서와 같이 bail out stent를 parent artery에 implantation 시킴으로 빠져 나온 coil loop을 혈관벽에 붙여 놓으려는 시도를 하였다. 이때 주의해야 할 점은 micro guidewire나 microcatheter가 parent artery에 위치한 coil loop을 밀어내면서 더 많은 coil이 빠져 나오지 않도록 해야 한다.

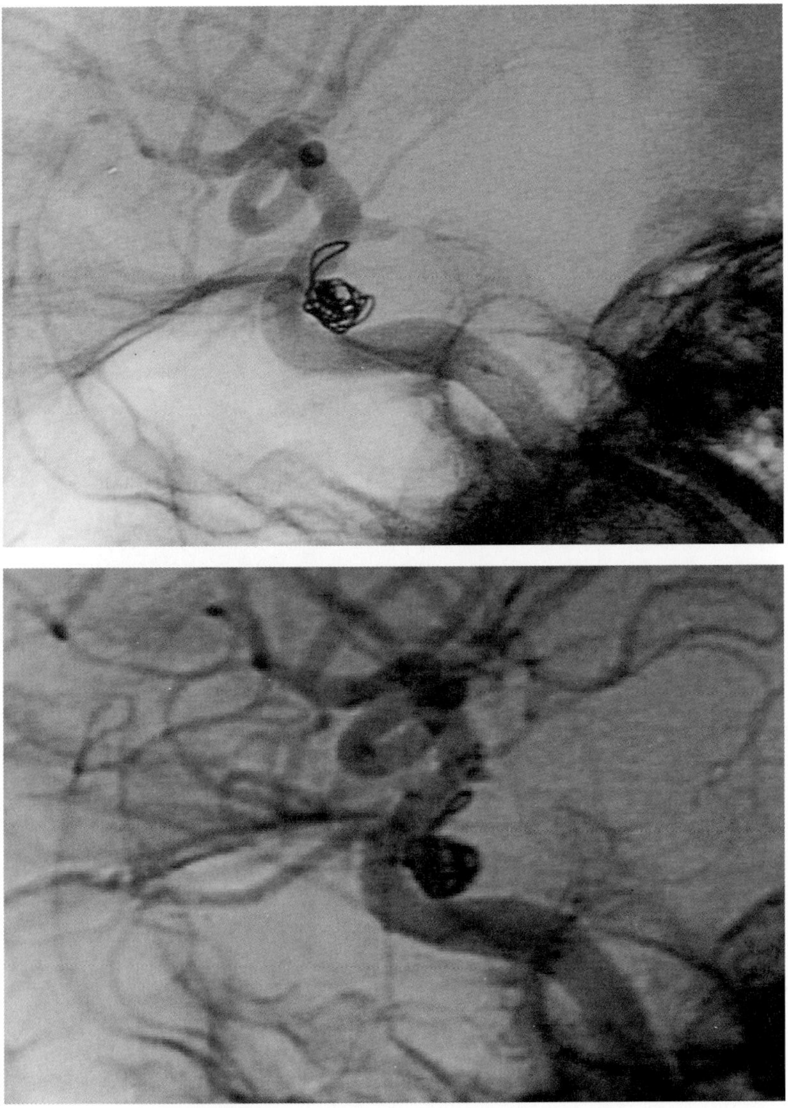

Stent implantation 후 빠져 나온 coil loop이 혈관벽에 붙어 salvage 된 것을 확인할 수 있다.
Fluoroscopic image에서 보면 pulsating이 없어진 것이 확인된다.

경우에 따라서는 coil loop에 대한 bail out 이외에 일부 parent artery쪽으로 밀려 나오는 coil mass를 aneurysm sac 내로 밀어 넣으며 반복되는 현상을 막기 위한 barrier 형성 용도로 사용하기도 한다. 그러나 뇌동맥류 치료에서 사용되는 stent의 radial force는 complete packing된 coil mass를 밀어 올리기에는 충분하지 않으므로, parent artery flow obliteration이 의심된다면 Hyperform 또는 Hyperglide balloon (EV3)을 이용하여 coil mass를 aneurysm sac내로 밀어 올리는 방법을 고려해볼 수 있다.

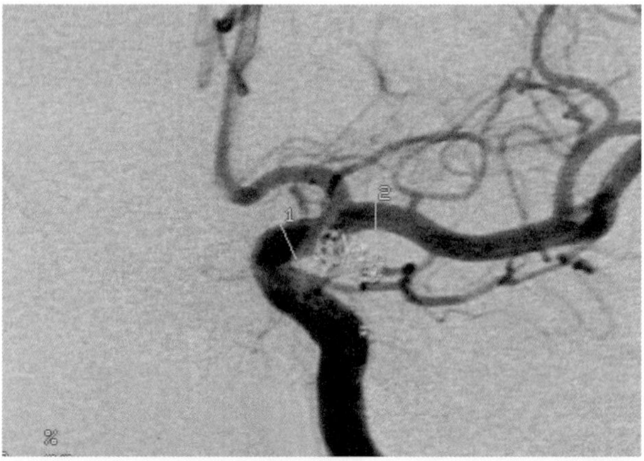

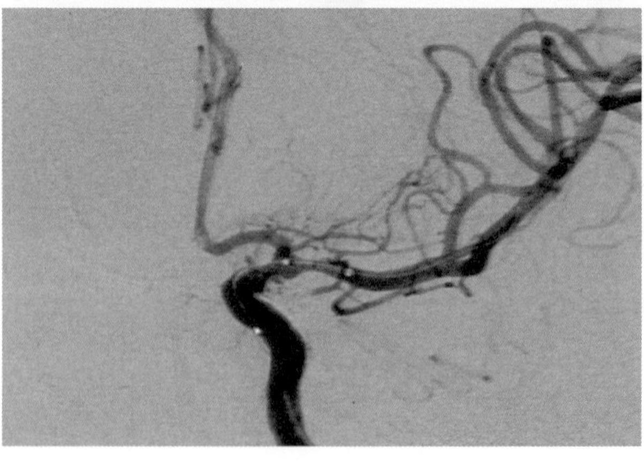

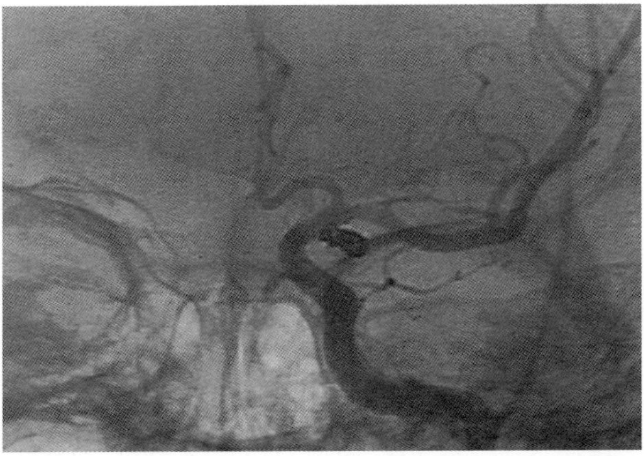

Coil mass가 parent artery의 flow를 방해할 수 있어 coil mass를 aneurysm sac내로 재 위치 시키고 재발을 방지하기 위한 barrier 형성 목적으로 stent를 설치하였다.
아래 사진에서 parent artery의 내면이 확보되어 있으며 coil mass의 parent artery side가 어느 정도 flattening 되어 있는 것을 볼 수 있다.

스텐트는 single stent with or without coiling, double stent (stent in stent) with or without coiling, Y-configured stent with coiling, waffle cone stent with coiling, tandem stent with or without coiling 등 여러 방법이 이용되는데 이들 각각의 방법에 대하여는 증례에서 다루기로 한다.

3) Ruptured aneurysm에서의 안전성

현재 국내에서 사용되고 있는 Neuroform이나 Enterprise는 low profile, flexible, self-expending nitinol stent로서 metal surface가 10% 전후로 non thrombogenic 특성을 가지고 있다. 처음 미국 FDA에서 이를 unruptured aneurysm 위주로 허용했던 것은 stent implantation 전 3-5일의 dual antiplatelet drug

(Plavix 75 mg + Aspirin 100-300 mg)을 혈관 내 이물질 삽입에 의한 혈전형성 방지를 위하여 권유했기 때문인데 이러한 약제가 재출혈을 일으킬 수 있기 때문이다.

그러나 혈전 형성은 stent 자체에 의한 것보다는 시술 중 stent를 목표 지점에 위치시키는 과정에서 야기되는 혈관 내벽의 손상에 의한 것이 주된 원인으로 판단되며 gentle procedure에 의하여 신속한 stent delivery가 이루어진다면 미리 dual antiplatelet drug의 사용이 필수인 것은 아니다. 오히려 ruptured aneurysm에서 이들 약제를 미리 투여함으로써 치료를 하기도 전에 재출혈이 되어 환자를 잃는 낭패를 보게 된다. 여기서는 저자가 주로 사용하는 방법에 대하여 기술하려 한다.

파열 뇌동맥류 환자에서는 대부분 응급상황에서 내원 24시간 이내에 시술하는 경우가 대부분이며 재출혈의 위험성 때문에 dual antiplatelet drugs premedication은 하지 못하게 된다. 스텐트 삽입의 적응증으로 판단되면 6 Fr guiding catheter를 가능한 시술하려는 혈관의 원위부까지 올릴 수 있는 대로 올리는 것이 좋다. 이때 혈관의 mechanical vasospasm이 오지 않도록 해야 하며 aortic arch에서 guiding catheter 끝 부분까지 원래 혈관의 모양에 맞게 원만한 곡선이 이루어져 불필요한 에너지를 갖지 않도록 해야 한다. 적절한 위치에 Guiding catheter가 설치되면 바로 heparin 5,000 iu를 bolus injection 하는 systemic heparinization을 시행하는데 목표는 ACT를 250-300초로 유지하는 것이며 1시간이 경과할 때마다 1,000 iu씩 추가로 IV 하게 된다. Stent가 implantation 됨과 동시에 Aspirin lysine

900 mg을 IV로 투여하는데 이외에 시술이 끝날 때까지 추가로 투여하는 antiplatelet drug은 없다. 스텐트 속으로 microcatheter와 micro guidewire를 통과시킬 때 간혹 stent strut에 의하여 부드러운 진행이 되지 않으면서 stent를 갖고 있는 혈관 내벽에 손상을 받는 것으로 판단되면 추가로 heparin을 투여할 수는 있으나 이는 case by case로 시술자의 경험과 ACT 결과에 의존하게 되며 control angiography에서 stent 안에 thrombosis 소견이 보이는지 주의 깊게 관찰해야 한다.

Neuroform과 Enterprise 모두에서 stent cell을 통한 microcatheter 이동은 수월하며 microcatheter를 미리 뇌동맥류에 안에 위치시키고 스텐트를 설치하는 jail (parallel) technique을 사용할 수도 있다. 만약 환자의 proximal parent artery가 굴곡이 심하거나 abdominal aorta부터 굴곡이 심하여 guiding catheter를 충분한 위치까지 올릴 수 있는 상황이 아니라면 neck에서 direct carotid artery puncture 하는 방법을 적극적으로 검토해야 한다. 스텐트가 target artery에 정확하게 설치될 때까지 불필요한 힘이 가해지는 일이 없도록 하는 것이 thromboembolic complication을 막기 위하여 염두에 두어야 할 대목이다. 저자는 100여 개의 ruptured aneurysm에 대한 stent implantation에서 2례의 경미한 symptomatic thromboembolic complication을 경험하였는데 stent 자체에 의한 문제라기 보다는 coiling 과정에서 microcatheter나 micro guidewire등에 의한 혈관벽의 미세한 손상에 의한 것으로 판단된다.

다음은 스텐트 사용에 의하여 angiographic thromboembolic phenomenon을 보인 것으로 판단되는 ruptured PComA aneurysm 환자 증례이다.

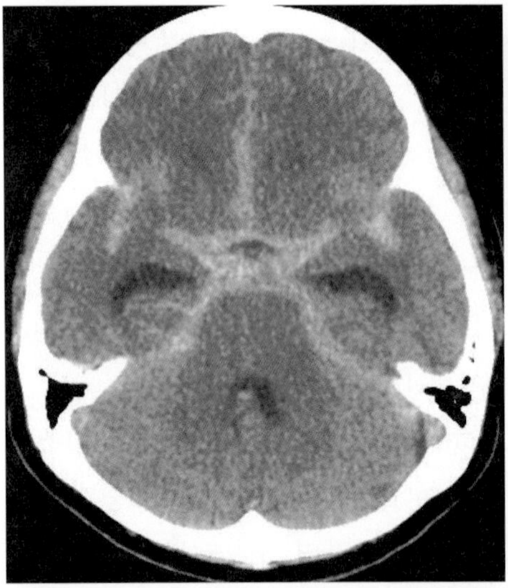

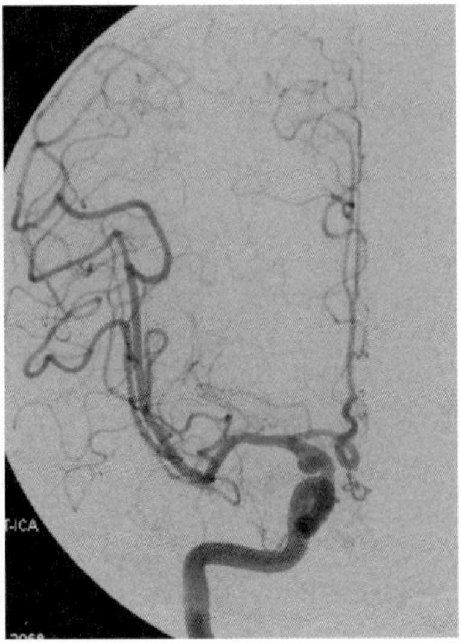

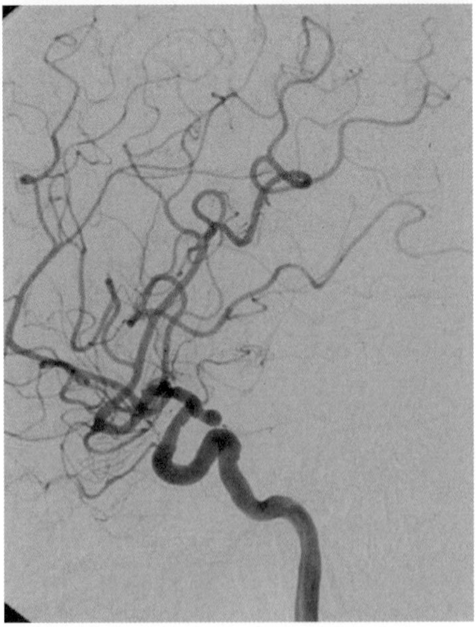

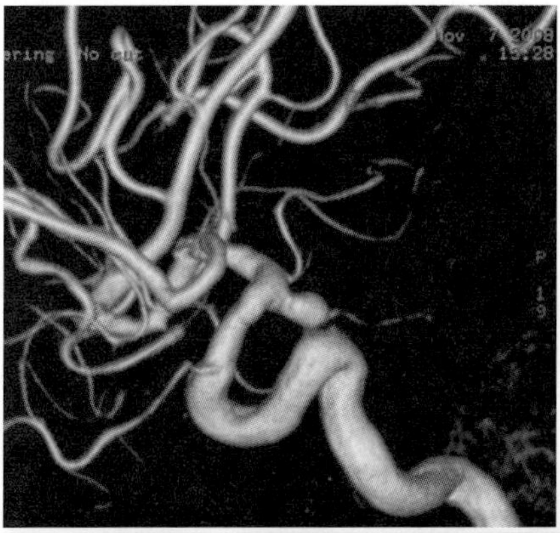

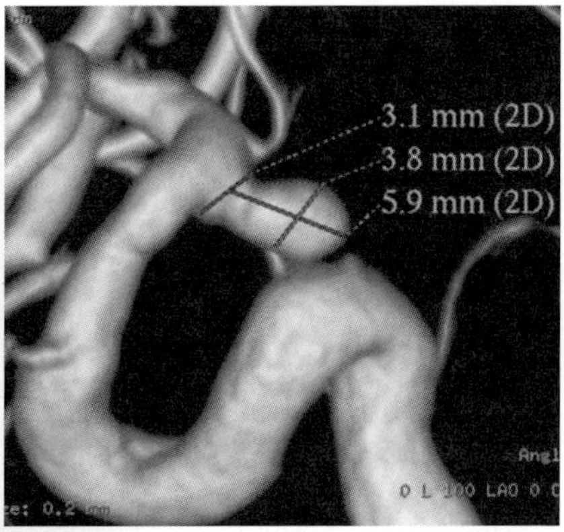
3.1 mm (2D)
3.8 mm (2D)
5.9 mm (2D)

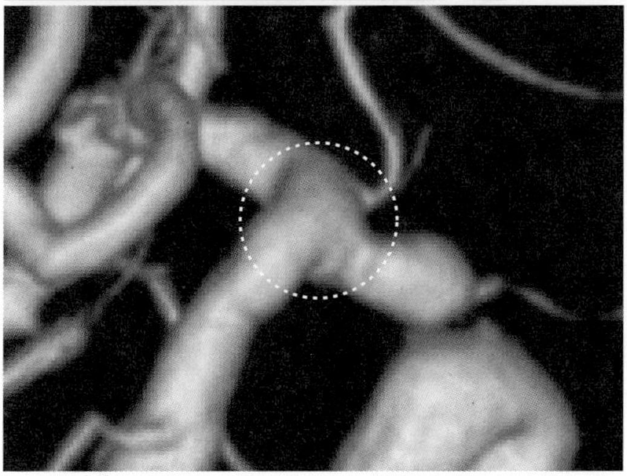

Neck size는 4mm 이하로 broad neck aneurysm의 범주에 속하지는 않으나 neck이 funnel shape 모양으로 coil만으로는 remnant neck을 포함하는 complete packing이 불가능하다고 판단하여 stent를 parent artery flow diversion을 위하여 사용하였다. 다음 사진은 치료를 끝내고 촬영한 control angiography에서 시술 전 angiography와 비교해 보았을 때 right distal MCA에서 flow obliteration이 관찰되어 intra-arterial superselective Urokinase injection 600,000u 투여 후 시술을 끝냈으며 환자는 시술 후 특이한 신경학적 이상 소견은 보이지 않았다. 이와 같이 stent를 이용한 시술이나 장시간 microcatheter work을 하는 경우에는 distal flow를 주의 깊게 자주 관찰하여 필요한 경우 적절한 조치를 지체 없이 취해야 한다.

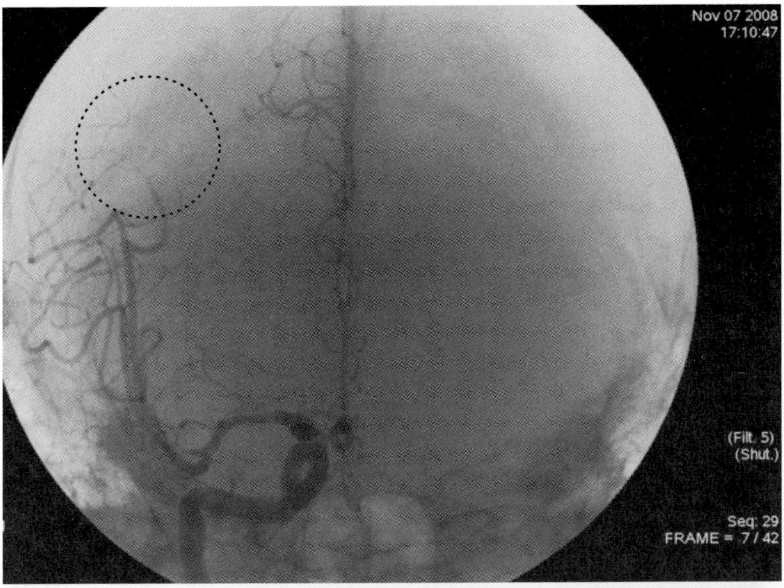

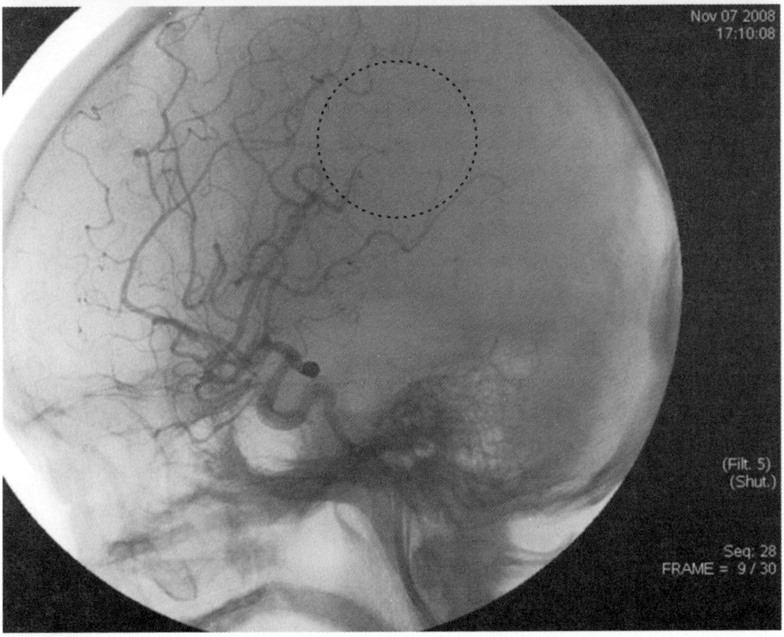

사진 확인 후 distal MCA에 Urokinase 투여함

6개월 뒤 follow up angiography에서는 MCA distal flow가 잘 유지되어 있다.

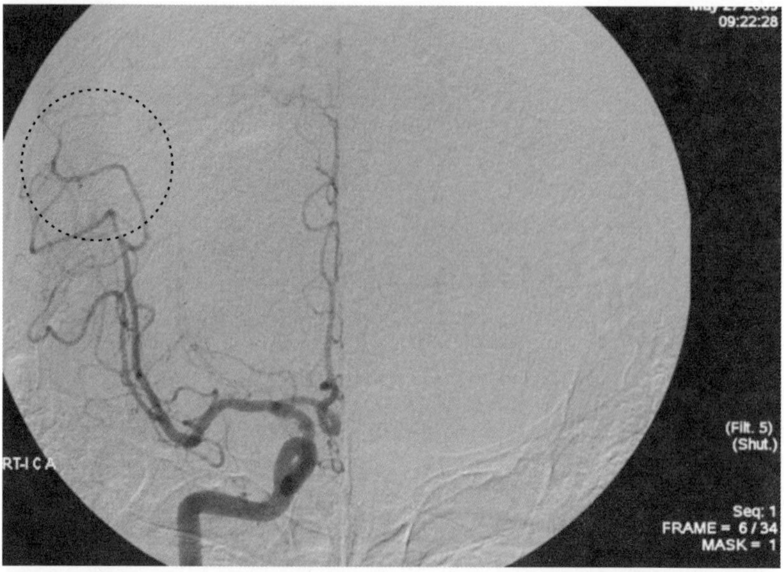

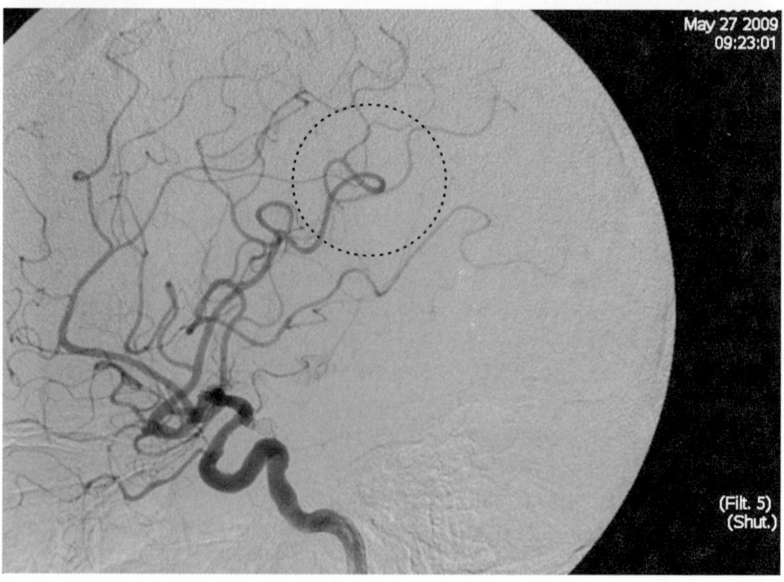

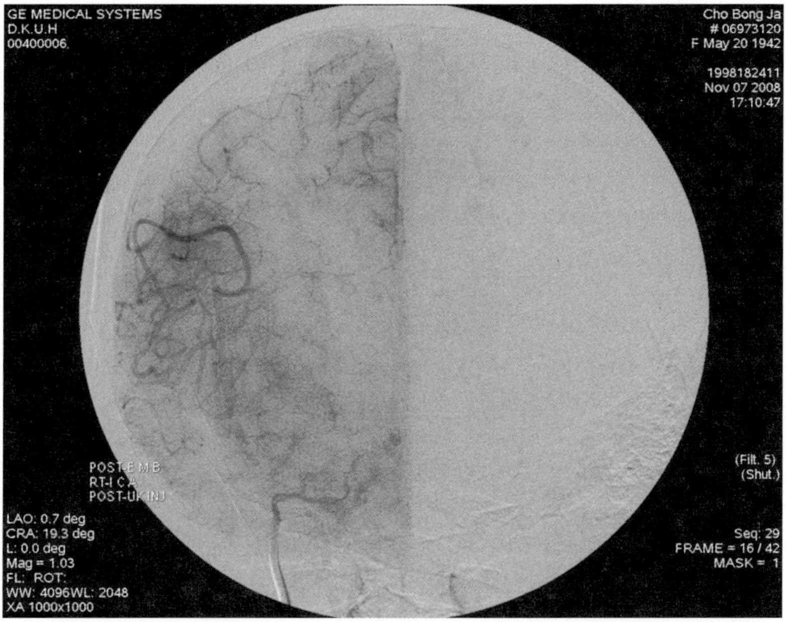

시술 당시의 Rt. MCA capillary phase

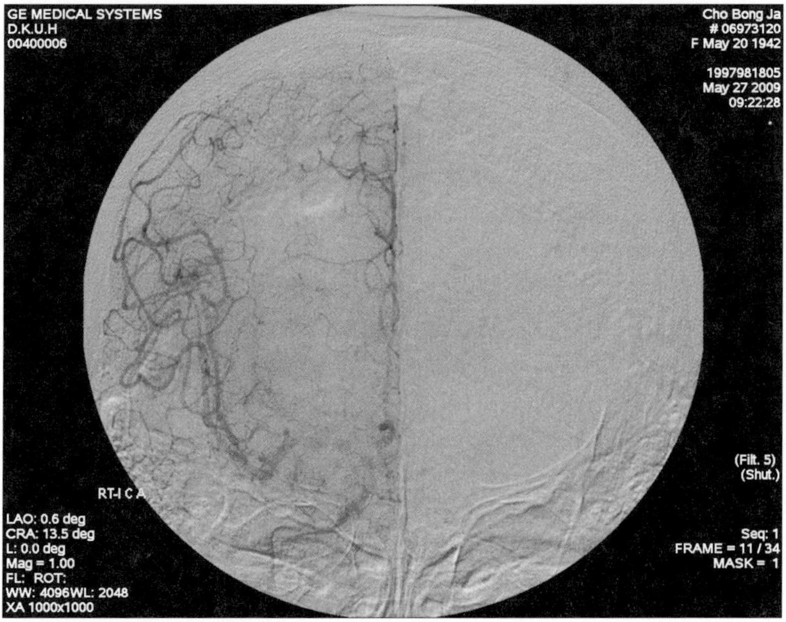

6개월 후 follow of angiography

앞의 증례는 ruptured aneurysm에서 stent를 사용할 때 dual antiplatelet drugs premedication 없이 시행한 경우 경험했던 thromboembolic phenomenon 중 하나인데 이러한 현상은 stent 자체에 의한 문제라기보다는 coil delivery 시 microcatheter의 kick back에 의하여 aneurysm neck 근처에서의 잦은 코일 작업에 의한 혈전 형성이 원인인 것으로 판단된다. 이러한 합병증을 방지하기 위하여 스텐트 설치 후 small cell을 통한 microcatheter 삽입의 어려움에 의하여 반복되는 microcatheter navigation을 시도한다든가 또는 오랜 시간 같은 parent artery에서 시술을 할 경우에는 시술 도중 적절한 antiplatelet drug과 anticoagulation drug을 같이 사용할 필요가 있다.

4) Ruptured aneurysm에서 stent에 의한 procedural rupture를 유발시키는 요인

Coiling 도중 발생하는 출혈을 포함한 시술 중 재출혈을 경험하게 되는데, stent 설치만으로도 뇌동맥류가 파열될 수 있음을 알아야 한다. 여기서는 우리가 흔히 간과하고 있는 intracisternal chordae에 대하여 기술하고자 한다. Subarachnoid space에 대한 의학적 연구가 이루어진 것은 1666년의 매우 이른 시기인데 이 때 이미 arachnoid layer에 대한 연구가 Blasius에 의하여 이루어졌으며, 1974년에는 Arutiunov가 arachnoid chordae의 functional morphology를 발표하였으며, 1976년 Yasargil이 수술 현미경을 이용한 subarachnoid cistern을 관찰했으며, 1984년에 22개의 cistern을 나누는 업적을 이루었다. 여기서 intracisternal chordae

가 stent를 사용하여 시술을 할 때 rupture가 유발되는 하나의 중요한 원인으로 작용한다는 것을 시술자는 알고 있어야 한다.

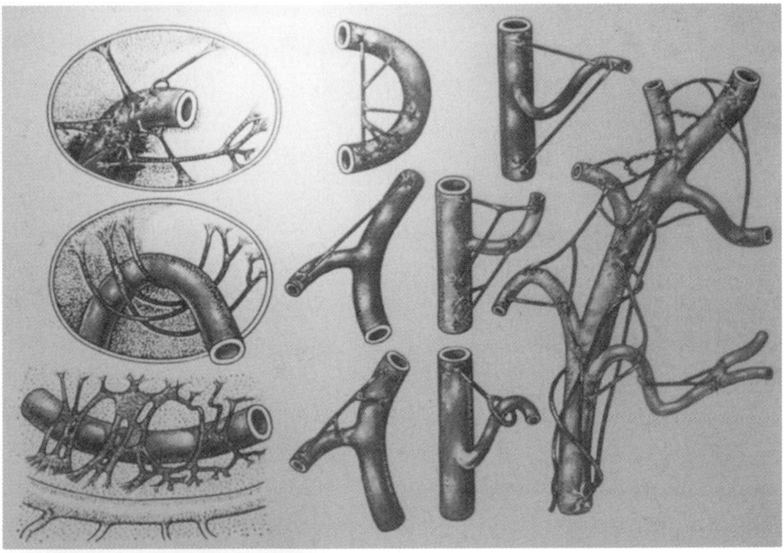

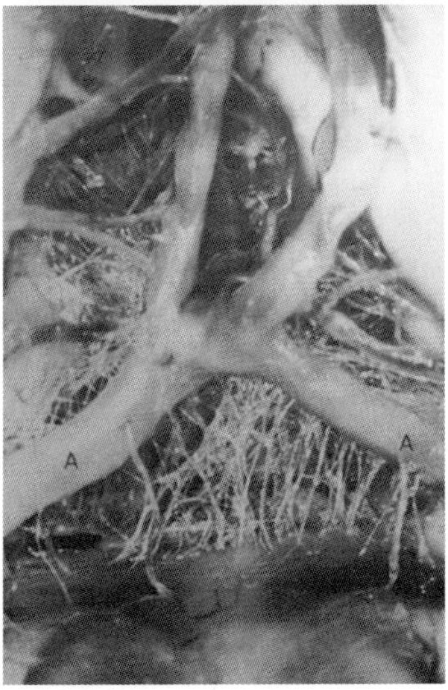

위는 1974년 Arutiunov 등이 발표한 intracisternal chordae 도해이며, 아래는 Key와 Retzius가 1875년 autopsy 사진이다.

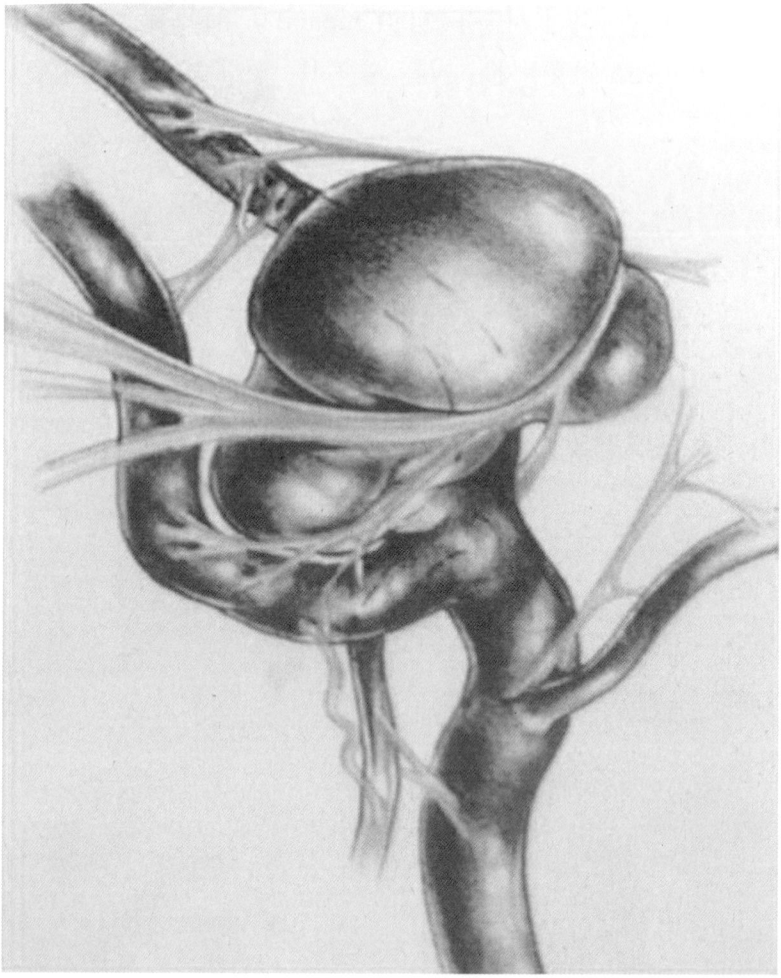

좌측 그림과 같이 intracisternal chordae가 뇌동맥류 fundus를 감으면서 parent artery에 붙어 있을 때 stent의 straightening effect에 의하여 chordae가 뇌동맥류의 rupture portion에 pressure를 가하거나 retraction 된다면 이 때 시술 중 rupture를 발생시킬 수 있다. 뇌동맥류를 포함한 parent artery를 stent나 micro guidewire가 통과할 때 혈관손상을 유발하여 파열되는 경우도 있으나 이와 같은 intracisternal chordae에 가해지는 물리적 원인도 생각하여야 한다.

다음은 50세 여자 환자로 ruptured PICA aneurysm으로 stent with coiling 시행한 환자이다.

Parent artery에 stent가 설치될 때 얼마나 straightening이 일어나는지를 보여주는 증례로 스텐트 설치 전, 후의 left vertebral artery, artery, aneurysm, PICA origin의 angle을 살펴보자.

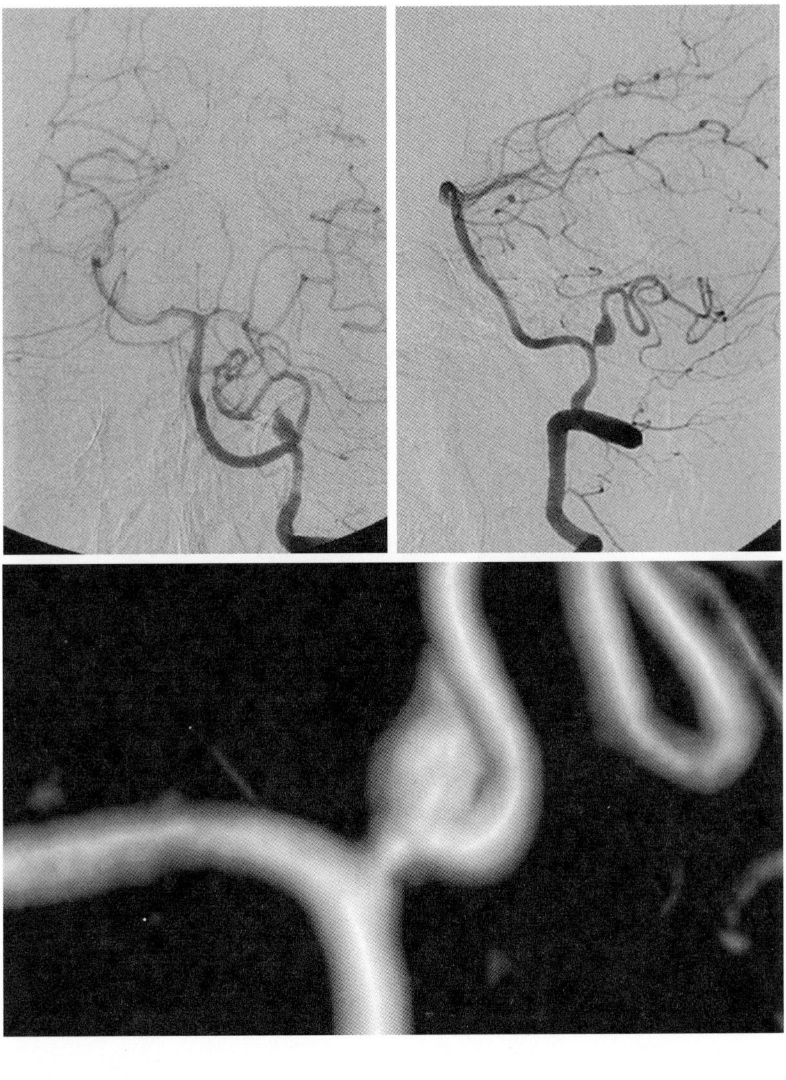

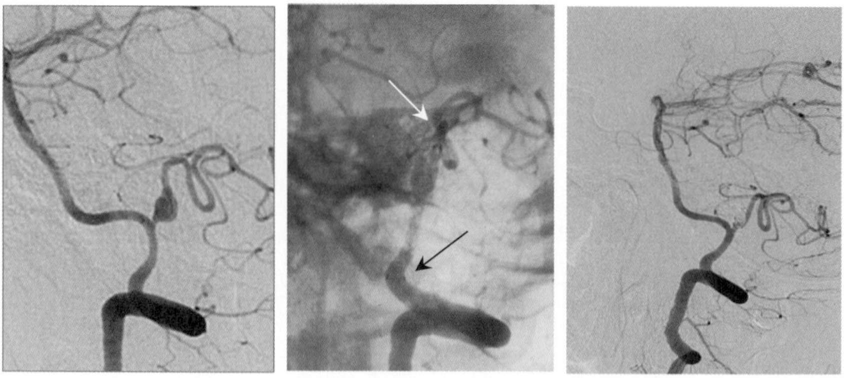

Stent with coiling 후 angiography

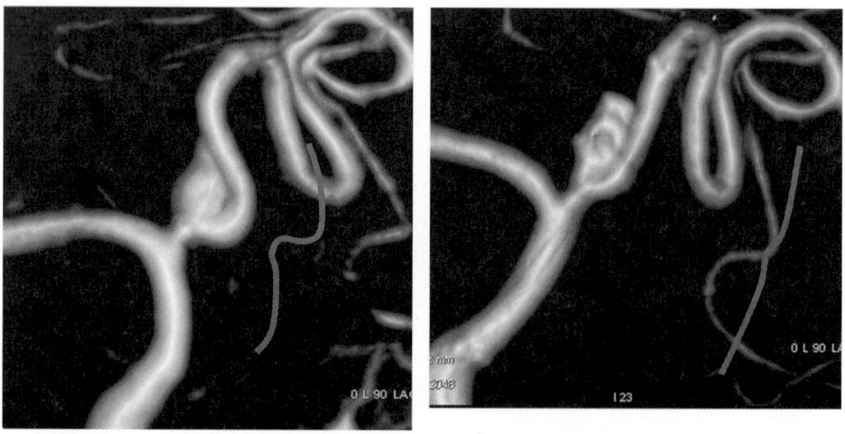

좌측에서 보듯이 스텐트 설치 전에는 vertebral artery에서 PICA로 이어지는 곡선이 약 90도의 angle을 이루고 있는데, 우측의 stent 설치 후에는 이 혈관 곡선이 거의 일직선으로 펴져 있는 것을 볼 수 있다.

이와 같은 현상에 의한 procedural aneurysm rupture가 발생할 수 있으므로 이의 방지를 위하여 stent를 target position에 위치시킬 때뿐 아니라 delivery 시에도 slow gentle approach가 요구된다.

5) Spasm by stent

스텐트에 의한 시술 중 in-stent spasm은 거의 없다. 오히려 어느 정도 spasm이 있거나 어떤 원인에 의한 parent artery narrowing이 있을 때 self expanding stent의 radial force를 이용하여 이를 치료하면서 coiling을 할 목적으로 stent를 사용하고 있는 교실도 있다. 그러나 원했던 목적과는 반대로 정상적인 직경의 parent artery에 mechanical spasm을 유발할 수 있다.

저자는 이와 같은 in-stent spasm을 1예를 경험하였는데 microcatheter tip, micro guidewire tip이 이미 설치된 stent를 통과할 때 어느 부분의 stent strut에 걸리면서 무리한 힘이 혈관내벽에 가해져 온 것으로 생각된다. 이와 같은 상황은 시술자의 경험, 기술, 의도와는 무관하게 언제라도 발생할 수 있으므로 ruptured aneurysm에서 parent artery spasm이 있을 때 이에 대한 원인이 무엇인지 확실하지 않을 때에 이를 치료할 목적으로 stent를 사용하는 것은 좋은 방법이 아니다.

다음의 증례는 right vertebral dissecting aneurysm에 대하여 stent with coiling을 이용하여 치료하는 동안 발생한 parent artery spasm을 보여준다.

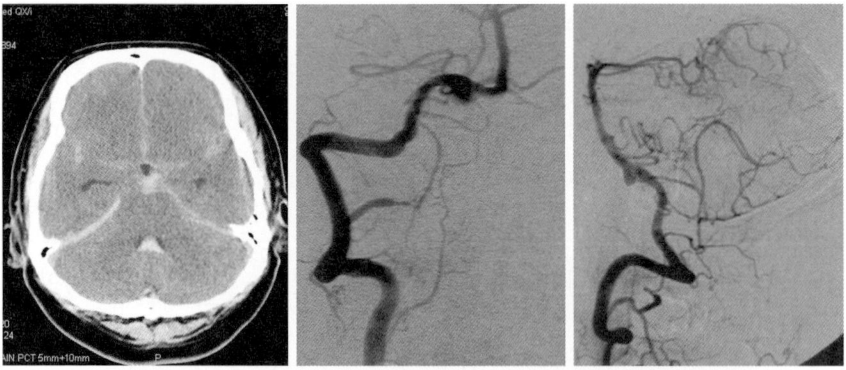

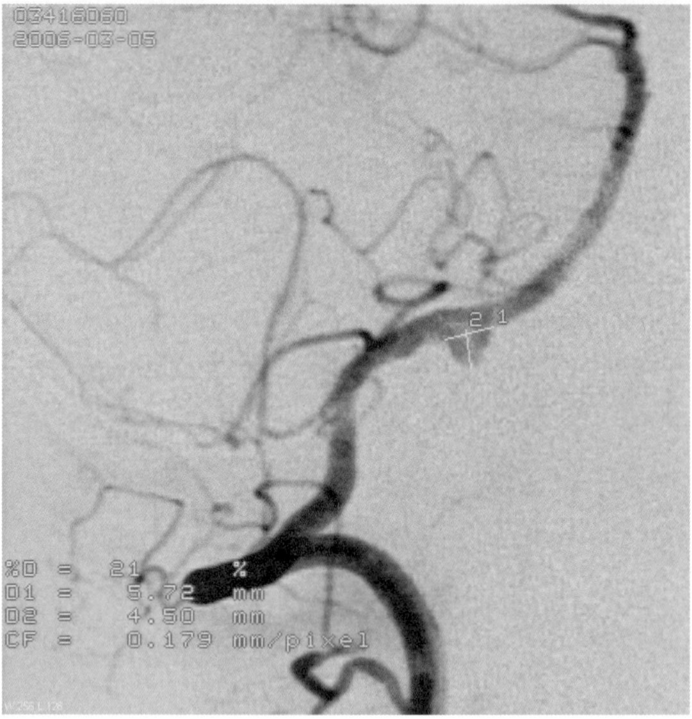
03416060
2006-03-05
%D = 21 %
D1 = 5.72 mm
D2 = 4.50 mm
CF = 0.179 mm/pixel

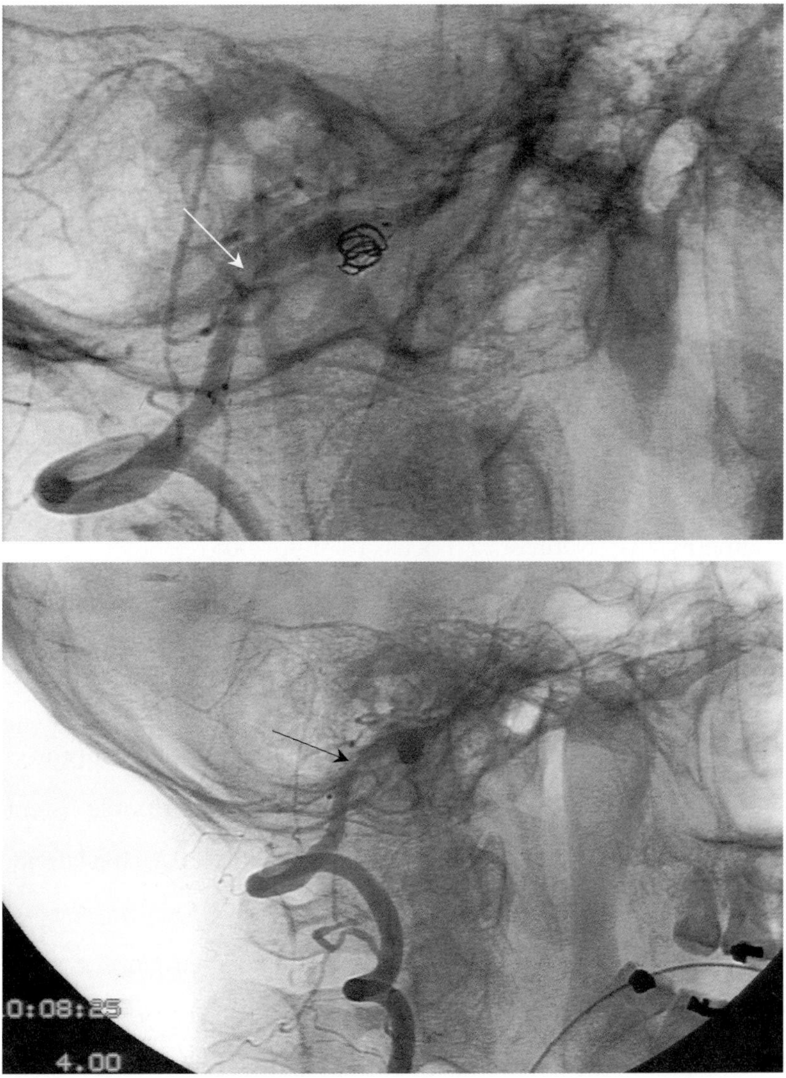

스텐트 중간 부분(화살표)에 arterial spasm이 있으면서 스텐트 설치 전과 비교하여 distal flow가 줄어든 것을 볼 수 있다. 좌측 vertebral artery로부터의 flow가 있으므로 별 걱정 없이 이미 rupture portion에 위치해 놓은 microcatheter tip으로 coiling을 계속할 수 있었으나, critical vessel에서 이와 같은 spasm에 의한 flow obliteration이 발생한다면 중대한 complication이 발생할 수 있었을 것이다.

References

1. Ahn JY, Han IB et Al: Endovascular treatment of intracranial vertebral artery dissections with stent placement or stent-assisted coiling. Am J Neuroradiol 27: 1514-1520, 2006.
2. Albuquerque FC, Fiorella DJ et Al: endovascular management of intracranial vertebral artery dissecting aneurysms. Neurosurg Focus 18: E3, 2005.
3. Ansari SA, Thompson BG et Al: Endovacular treatment of distal cervical and intracranial dissection with the neuroform stent. Neurosurgery 62: 636-646, 2008.
4. Benndorf G, Herbon U et Al: Treatment of a ruptured dissecting vertebral artery aneurysm with double stent placement: case report. Am J Neuroradiol 22: 1844-1848, 2001.
5. Chen Z, Feng H et Al: Endovascular treatment of very small intracranial aneurysms. Surg Neurol 70: 30-35, 2008.
6. Chiaradio JC, Guzman L et Al: Intravascular graft stent treatment of a ruptured fusiform dissecting aneurysm of the intracranial vertebral artery: technical case report.

Neurosurgery 50: 213-216, 2002.

7. Debrun G, Fox AJ et Al: Giant unclippable aneurysm: treatment with detachable balloons. Am J Neuroradiol 2: 167-173, 1981.
8. Drake C, Peerless S: Giant fusiform intracranial aneurysm: review of 120 patients treated surgically from 1965-1992. J Neurosurg 87 : 141-162, 1997.
9. Doerfler A, Wanke I et Al: Double-stent method: therapeutic alternative for small wide-necked aneurysms. Technical note. J Neurosurg 100: 150-154, 2004.
10. Fiorella D, Albuquerque FC et Al: Endovascular reconstruction with the Neuroform stent as monotherapy for the treatment of uncoilable intradural pseudoaneurysms. Neurosurgery 59: 291-300, 2006.
11. Fiorella D, Albuquerque FC et Al: Neuroform in-stent stenosis: incidence, natural history, and treatment strategies. Neurosurgery 59: 34-42, 2006.
12. Gobin YP, Viñuela F et Al: Treatment of large and giant fusiform intracranial aneurysms with Guglielmi detachable coils. J Neurosurg 84: 55-62, 1996.
13. Jamous MA, Satoh K et Al: Ischemic basilar artery dissecting aneurysm treated by stenting only. case report. Neurol Med Chir (Tokyo) 44: 77-81, 2004.

14. Kaku Y, Yoshimura S et Al: Failure of stent-assisted endovascular treatment for ruptured dissecting aneurysms of the basilar artery. Neuroradiology 45: 22-26, 2003.
15. Kim M, Levy EI et Al: Quantification of hemodynamic changes induced by virtual placement of multiple stents across a wide-necked basilar trunk aneurysm. Neurosurgery 61: 1305-1312, 2007.
16. Kim YJ: Early experiences of neuroform stent-assisted coiling in ruptured intracranial aneurysms. Interv Neuroradiol 13: 31-44, 2007.
17. Levy EI, Boulos AS et Al: Brainstem infarction after delayed thrombosis of a stented vertebral artery fusiform aneurysm: case report. Neurosurgery 51: 1280-1284, 2002.
18. Lopes D, Sani S: Histological postmortem study of an internal carotid artery aneurysm treated with the Neuroform stent. Neurosurgery 56: E416, 2005.
19. Lopes DK, Ringer AJ et Al: Fate of branch arteries after intracranial stenting. Neurosurgery 52: 1275-1278, 2003.
20. Lubicz B, Collignon L et Al: Circumferential and fusiform intracranial aneurysms: reconstructive endovascular treatment with self-expandable stents. Neuroradiology 50: 499-507, 2008.
21. Lylyk P, Cohen JE et Al: Combined endovascular

treatment of dissecting vertebral artery aneurysms by using stents and coils. J Neurosurg 94: 427-432, 2001.

22. Masuo O, Terada T et Al: Study of the patency of small arterial branches after stent placement with an experimental in vivo model. Am J Neuroradiol 23: 706-710, 2002.
23. Mehta B, Burke T et Al: Stent-within-a-stent technique for the treatment of dissecting vertebral artery aneurysms. Am J Neuroradiol 24: 1814-1818, 2003.
24. Mizutani T, Kojima H et Al: Recurrent subarachnoid hemorrhage from untreated ruptured vertebrobasilar dissecting aneurysms. Neurosurgery 36: 905-913, 1995.
25. Mohr JP, Choi D et Al: Stroke: Pathophysiology, Diagnosis, and Management, 4th ed. Philadelphia, Churchill Livingson: pp.1318, 2004.
26. Pumar JM, Lete I et Al: LEO stent monotherapy for the endovascular reconstruction of fusiform aneurysms of the middle cerebral artery. Am J Neuroradiol 29: 1775-1776, 2008.
27. Rhee K, Han MH et Al: Changes of flow characteristics by stenting in aneurysm models: influence of aneurysm geometry and stent porosity. Ann Biomed Eng 30: 894-904, 2002.

28. Steinberg GK, Drake CG et Al: Deliberate basilar or vertebral artery occlusion in the treatment of intracranial aneurysms. Immediate results and long-term outcome in 201 patients. J Neurosurg 79: 161-173, 1993.
29. Vanninen R, Manninen H et Al: Broad-based intracranial aneurysms: thrombosis induced by stent placement. Am J Neuroradiol 24: 263-266, 2003.
30. Wakhloo AK, Mandell J et Al: Stent-assisted reconstructive endovascular repair of cranial fusiform atherosclerotic and dissecting aneurysms: long-term clinical and angiographic follow-up. Stroke 39: 3288-3296, 2008.
31. Wakhloo AK, Tio FO et Al: Self-expanding nitinol stents in canine vertebral arteries: hemodynamics and tissue response. Am J Neuroradiol 16: 1043-1051, 1995.
32. Yavuz K, Geyik S et Al: WingSpan Stent System in the endovascular treatment of intracranial aneurysms: clinical experience with midterm follow-up results. J Neurosurg 109: 445-45, 2008.
33. Zenteno MA, Santos-Franco JA et Al: Use of the sole stenting technique for the management of aneurysms in the posterior circulation in a prospective series of 20 patients. J Neurosurg 108: 1104-1118, 2008.

Case 6 Basilar top baby aneurysm; coiling with Y-configured stent

67세 여자 환자로 2mm 이하의 ruptured basilar top aneurysm 확인되며 sac-neck ratio 1미만

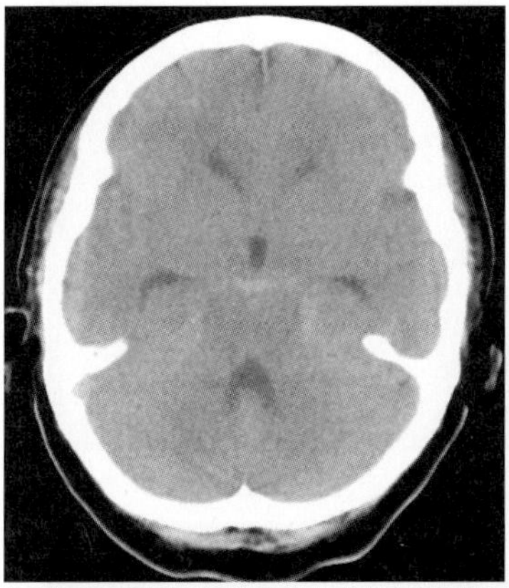

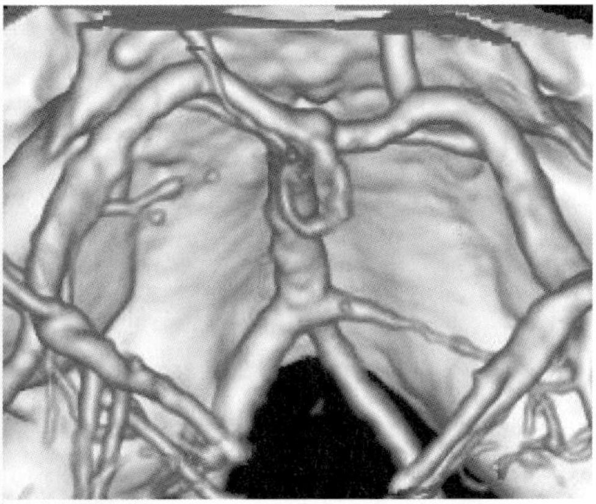

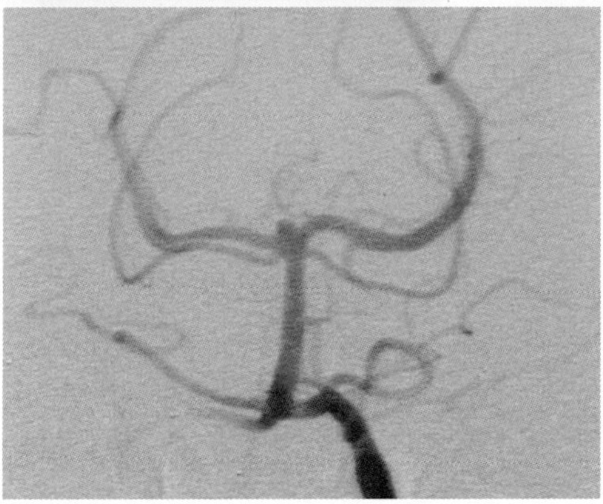

Y-configured stent with coiling 후 angiography

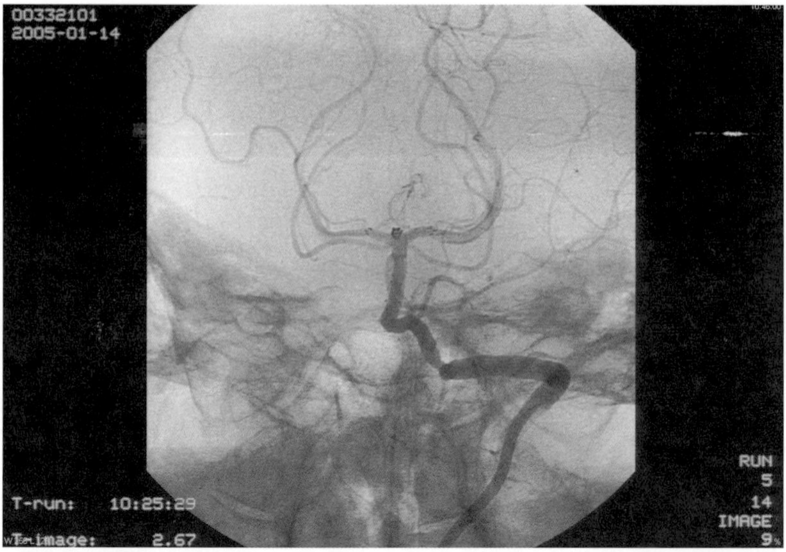

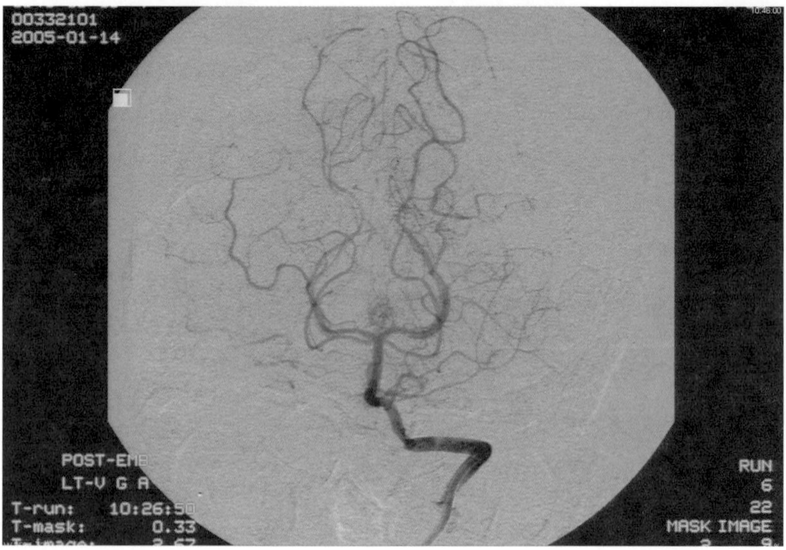

Point

Y-configured double stent를 사용할 때 우선 한 개의 Neuroform stent를 먼저 설치하고, 첫 번째 설치 된 stent의 cell을 통하여 micro guidewire를 통과시키고 over the guidewire technique으로 다른 Neuroform stent를 통과시켜 적절한 위치에서 delivery하거나, 또는 두 번째 스텐트를 Enterprise와 같은 closed cell stent를 사용할 경우에는 첫 번째 stent cell 사이로 Plowler select plus를 먼저 위치시키고 이 microcatheter 속으로 Enterprise를 통과시켜 원하는 위치에 delivery 시킬 수 있다. 즉 첫 번째 스텐트는 open cell stent를 사용해야 하며, 두 번째 스텐트는 open cell 또는 closed cell 모두를 사용할 수 있다. 첫 번째 스텐트는 가능한 두 개의 arterial branch 중에서 parent artery와 acute angle을 이루거나 selection이 힘든 branch를 먼저 공격해야 하는데 처음부터 수월한 branch를 취할 경우 두 번째 스텐트를 삽입하는 과정에서 첫 번째 stent strut이 microcather navigation을 방해하여 매우 어려운 상황에 처하게 된다. 보통은 첫 번째 스텐트와 두 번째 스텐트의 직경, 길이는 같은 것으로 사용하게 되는데 두 번째 스텐트는 첫 번째 것보다 직경이 넓거나 길이가 더 길어도 무관하다.

Basilar top aneurysm에 대한 스텐트 설치는 몇 가지 방법이 있다. 위에서 소개한 Y-configured stent 이외에 kissing stent method, single stent를 사용하여 distal branch와 parent artery

사이의 직경 차이를 이용하여 aneurysm neck에 incomplete bridge를 만들거나, PCom artery를 통하여 양쪽 PCA에 걸치는 transverse stent method를 사용할 수 있는데 매우 작은 aneurysm에서는 Y-configured stent가 가장 좋은 방법으로 권장된다. 크기가 큰 basilar top aneurysm에서는 waffle cone method를 사용하여 스텐트의 distal part를 동맥류 속에 집어넣어 스텐트의 원래 직경으로 벌어지게 하여 그 위로 큰 사이즈의 coil로 frame을 만들고 그 속에 연속하여 coil을 채워나가는 방법도 있으나 항상 가능한 것은 아니다.

Waffle cone method:

다음은 2년 follow up angiography에서 coil compaction이 있으며 fetal type의 PCom artery가 aneurysm neck과 fundus 사이에서 나오는 환자로, waffle cone method를 이용하여 치료하였다.

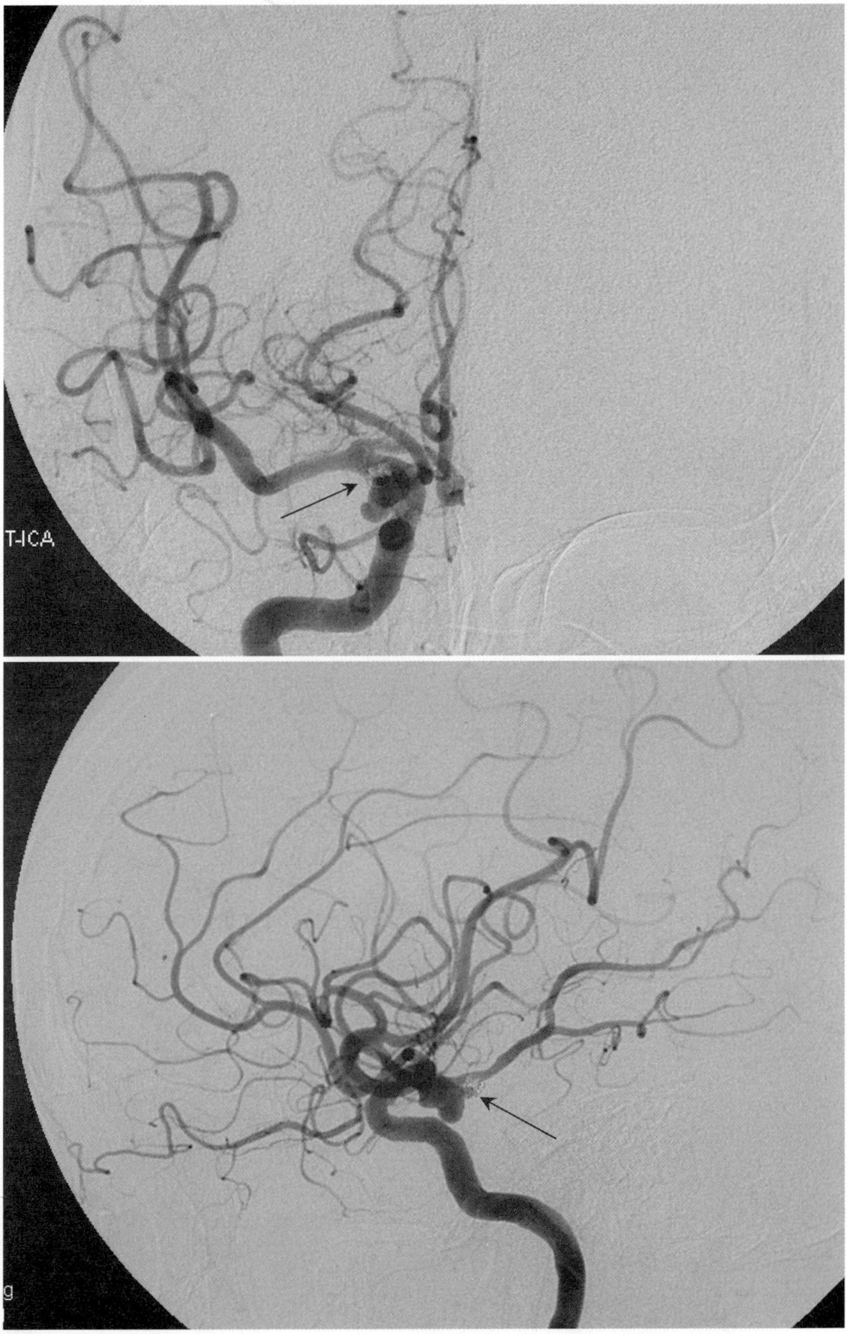

Right ICA-PComA aneurysm with coil compaction(화살표)

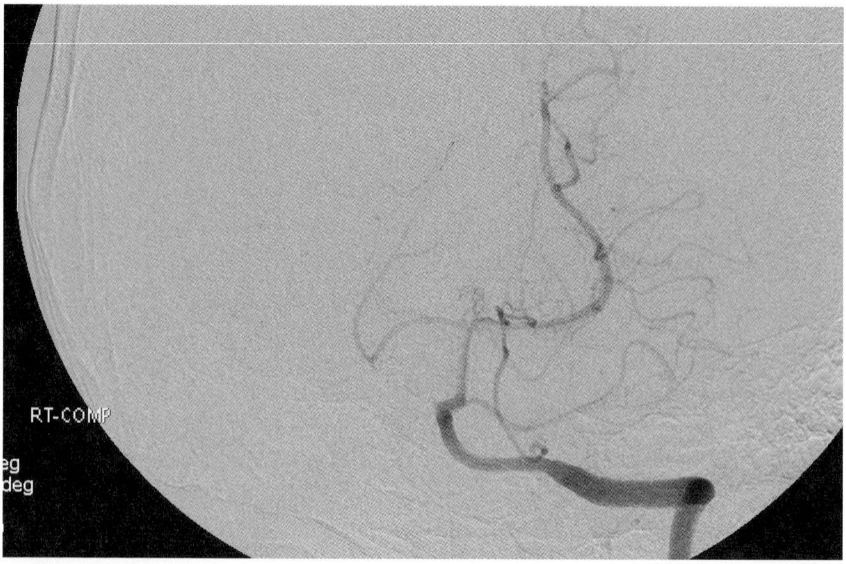

right ICA compression 하고 left vertebral angiography 촬영에서 right PCA contrast filling 없음.

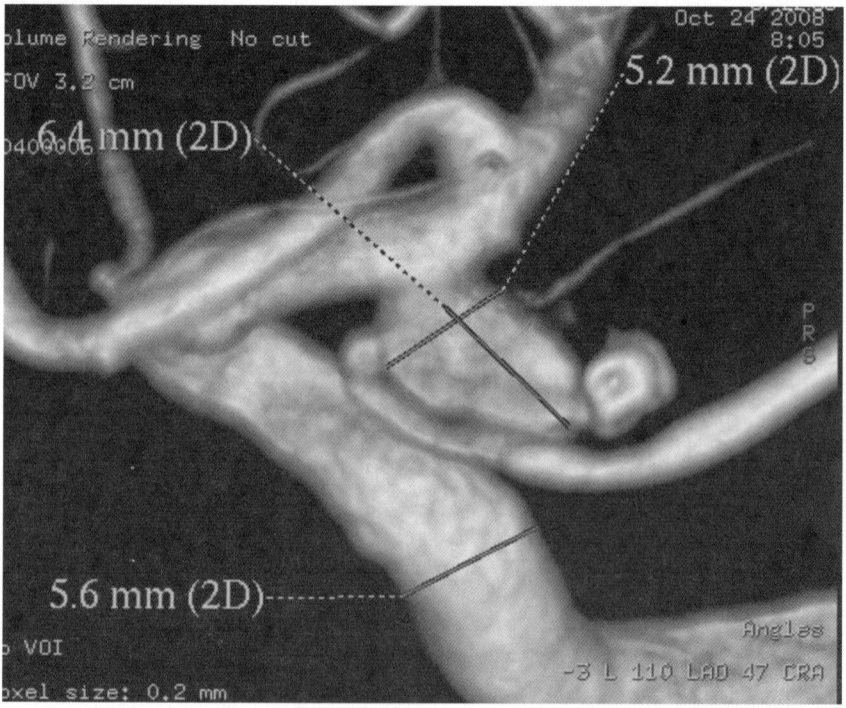

aneurysm body proximal에서 PCom artery 나와 이를 save 해야 했음.

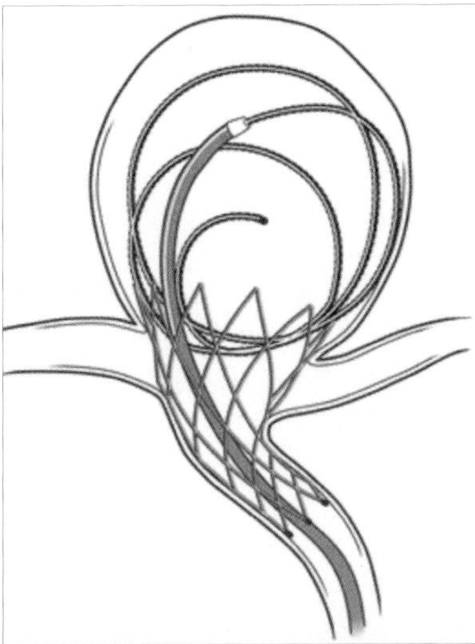

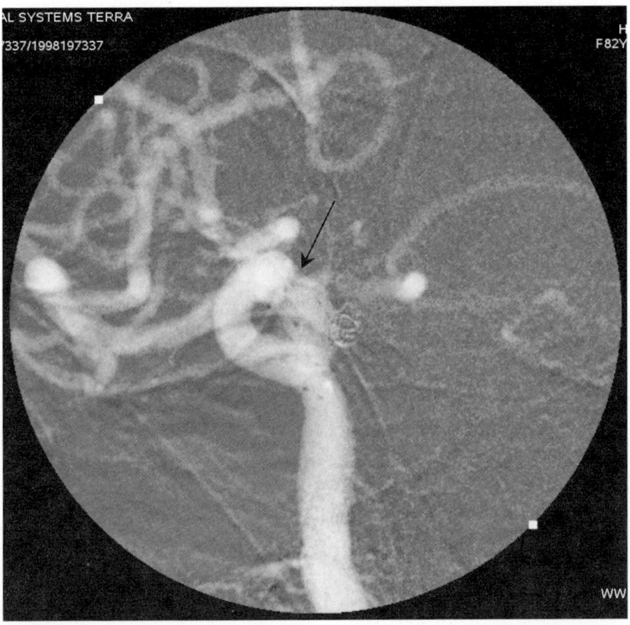

waffle cone method로 stent의 distal marker 4개가 PCom artery가 기시하는 근처 aneurysm sac 내에서 expansion 됨.(화살표)

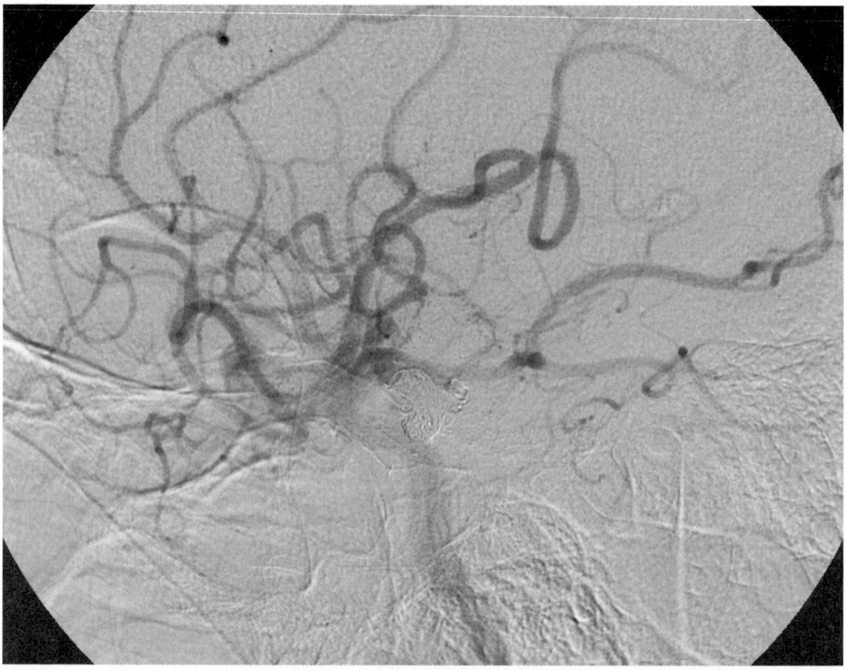

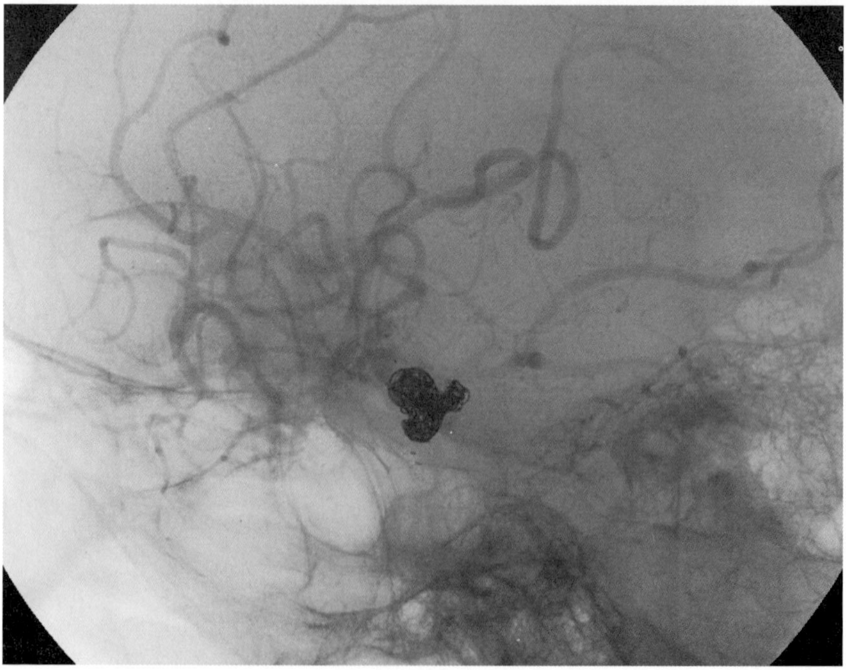

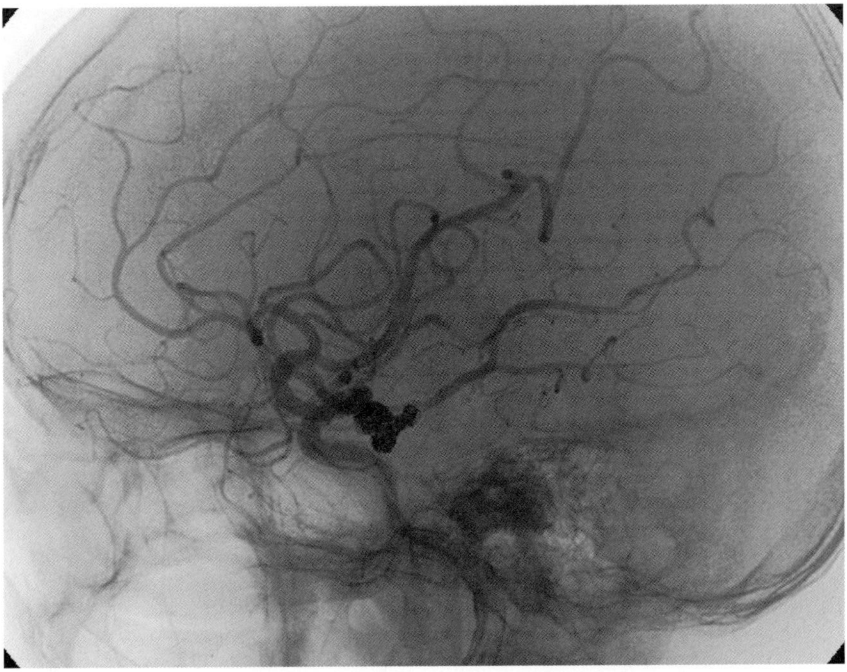

PCom artery flow를 그대로 유지한 채 만족할 만한 aneurysm coiling을 할 수 있었다. Waffle cone method는 과거에 bifurcation aneurysm에 대하여 사용되었던 Trispan^{R} supporting material (Boston Sci.)과 같은 용도로 사용되기도 하며, 여기서 보듯이 중요한 perforating artery가 aneurysm body에서 기원하는 complex aneurysm에서도 유용하게 사용될 수 있다.

Case 7 Unruptured MCA aneurysm; coiling with Y-configured stent

다음은 Y-configure stent를 MCA bifurcation에 적용한 증례이다.

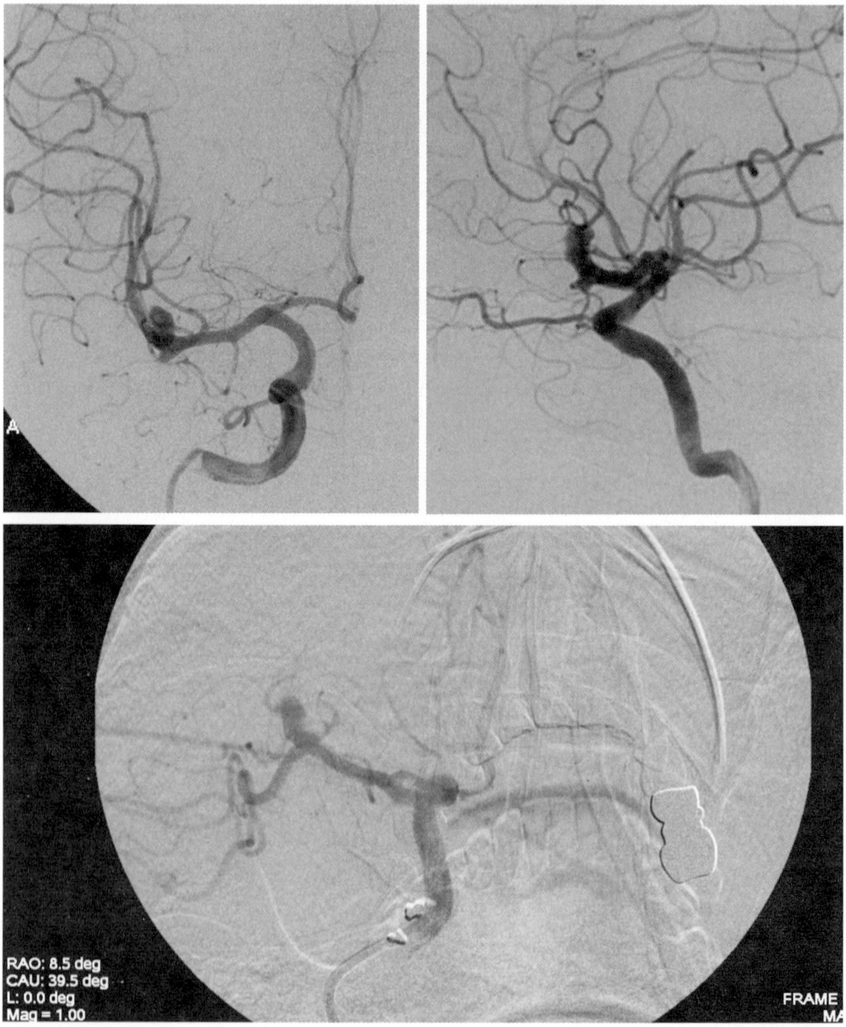

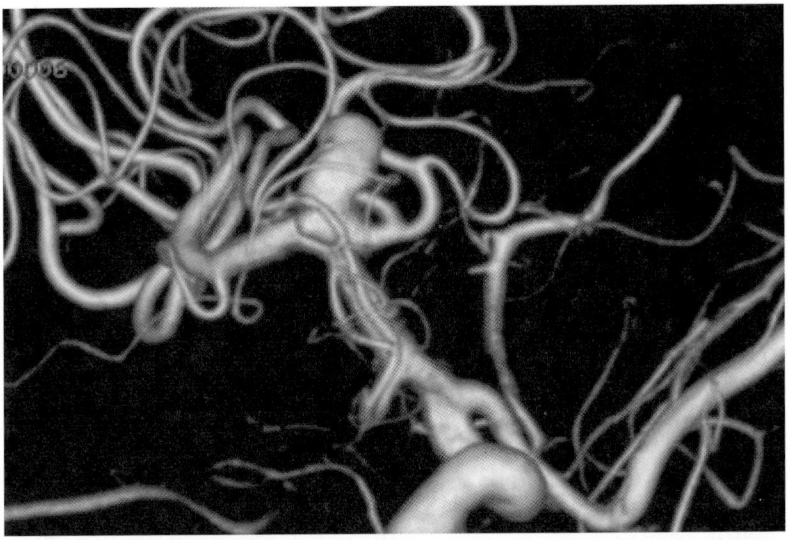

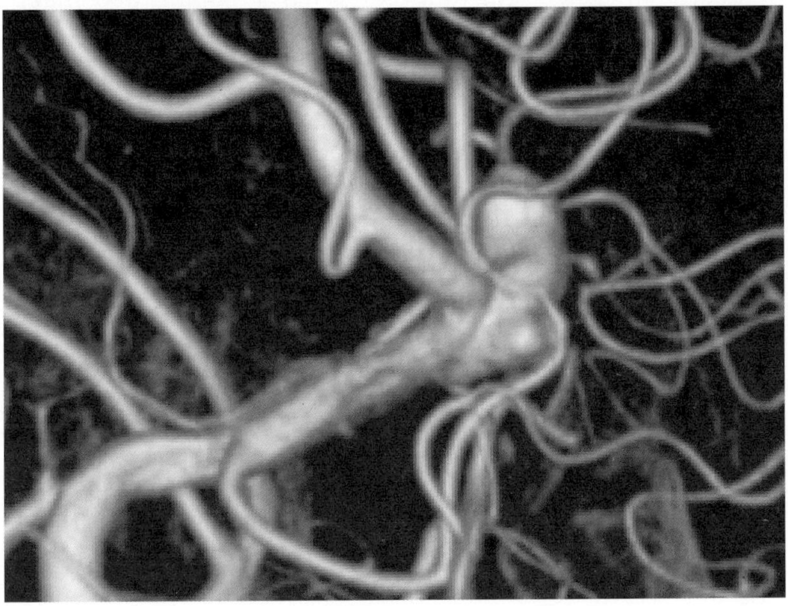

Aneurysm rupture 가족력에 의하여 적극적인 수술 치료가 권유되었던 환자로 endovascular coiling을 위하여 의뢰된 환자이다. 3D angiography에서 비교적 좋은 working projection을 찾을 수 있었으나 앞 page의 사진에서 보듯이 혈관 촬영 장비의 angle이 RAO 8.5°, caudal 39.5°로 좋은 영상의 road map을 얻기 힘들어 3D angiography 같은 angle 영상을 옆 monitor에 두고 road map과 비교해 가며 시술을 하였는데, M2의 lower division은 aneurysm neck 경계가 지어지는 듯하지만 다른 각도의 3D angiography에서는 aneurysm neck에 incorporated 되어 있어 Y-configured stent를 이용한 coiling을 결정하였다.

이미 계획된 stent assisted coiling이기 때문에 입원 3일 전부터 dual antiplatelet drug (Plavix 75 mg + Aspirin 100 mg)을 복용하도록 하였다.

첫 번째 스텐트로의 target은 M2 혈관이 가늘고 M1에서보다 acute angle을 이루고 있는 M2 superior division에 Neuroform 3.5×2를 사용하여 M1에 이르도록 설치하였으며, 두 번째 스텐트도 같은 크기의 Neuroform을 사용하여 M2 inferior division으로부터 M1 중간 부분까지 설치하였다.

Y-configured stent를 설치하고 촬영한 angiography에서 사용된 contrast material이 aneurysm sac내에 남아 있는 것을 볼 수 있었다(다음 사진 속 화살표). M1에 위치한 double stent (stent in stent at the stem of Y)에 의한 flow diversion과 intra-aneurysmal hemodynamic change로 aneurysm내 flow stagnation

이 있음을 의미하며 이는 sole stent monotherapy 만으로도 치료가 가능할 수 있음을 나타낸다.

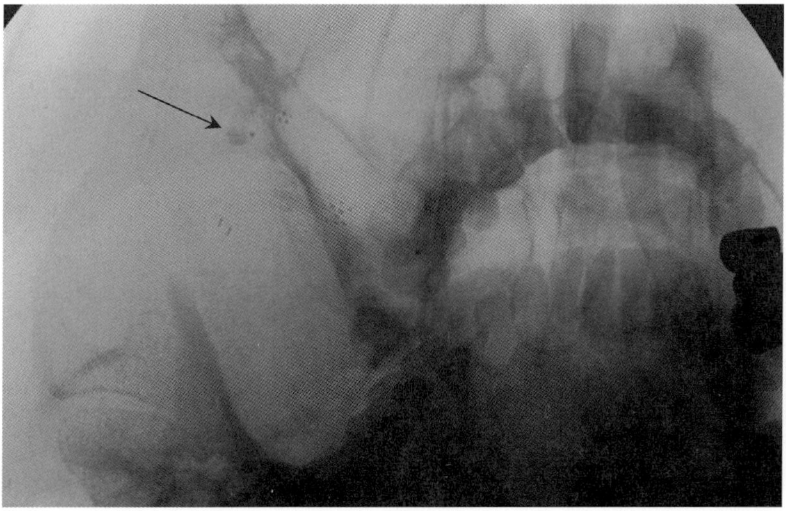

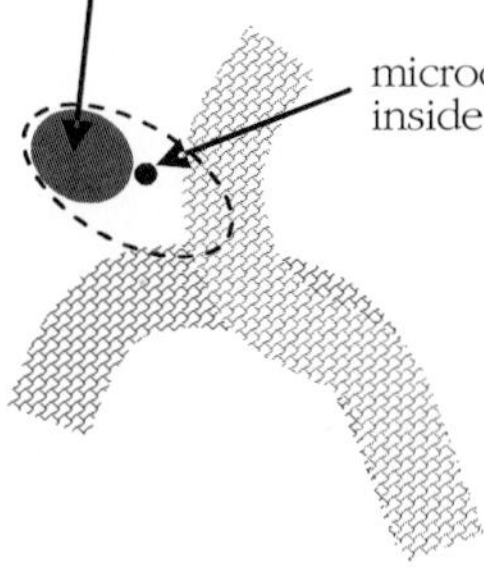

Stent implantation 후 coiling을 시행하였다.

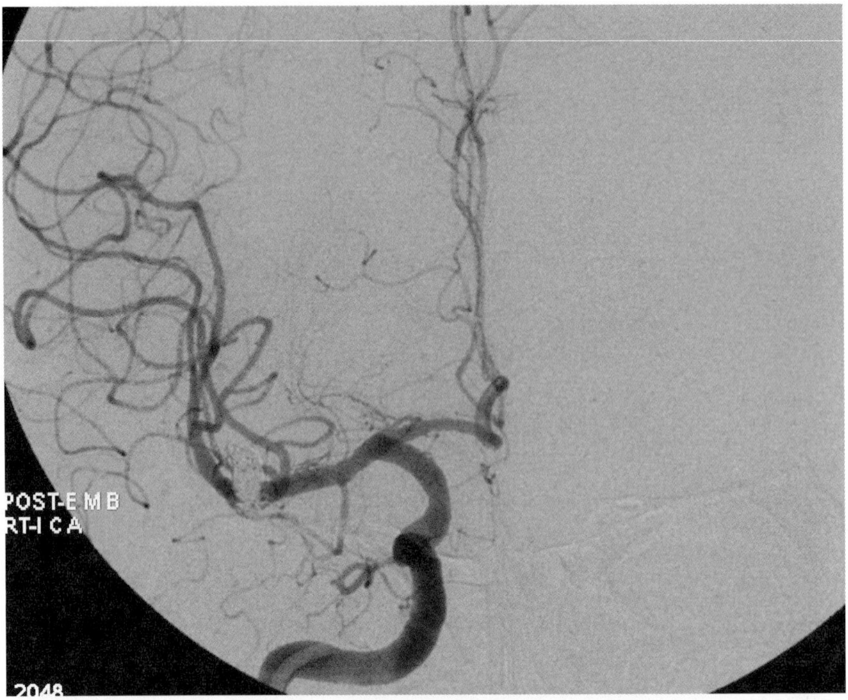
POST-E M B
RT-I C A
2048

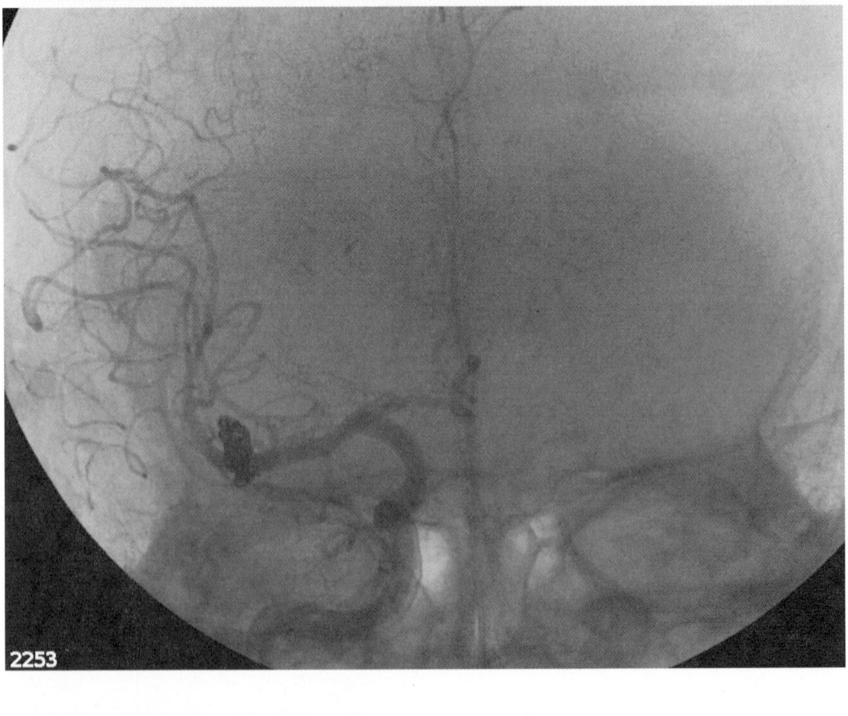
2253

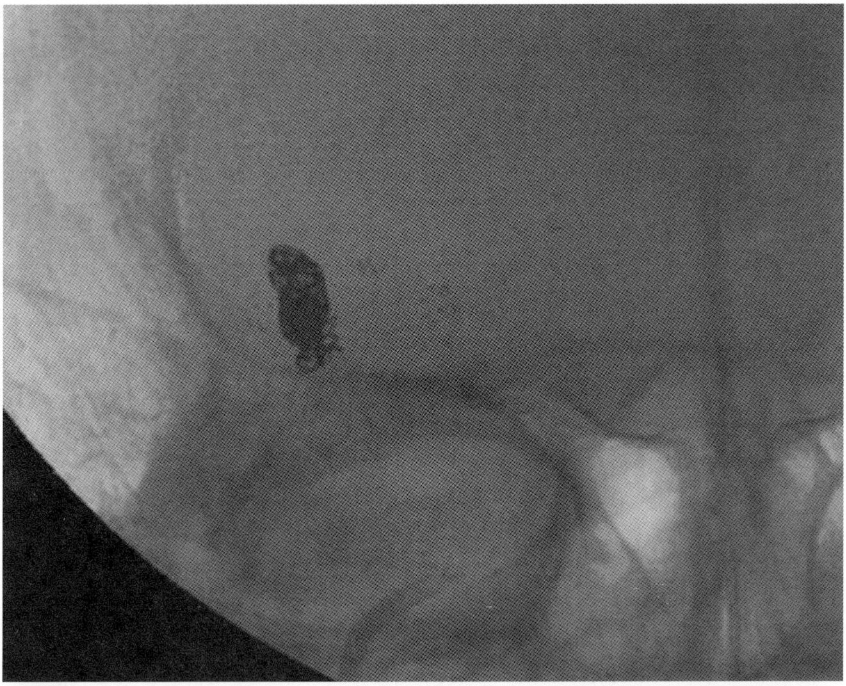

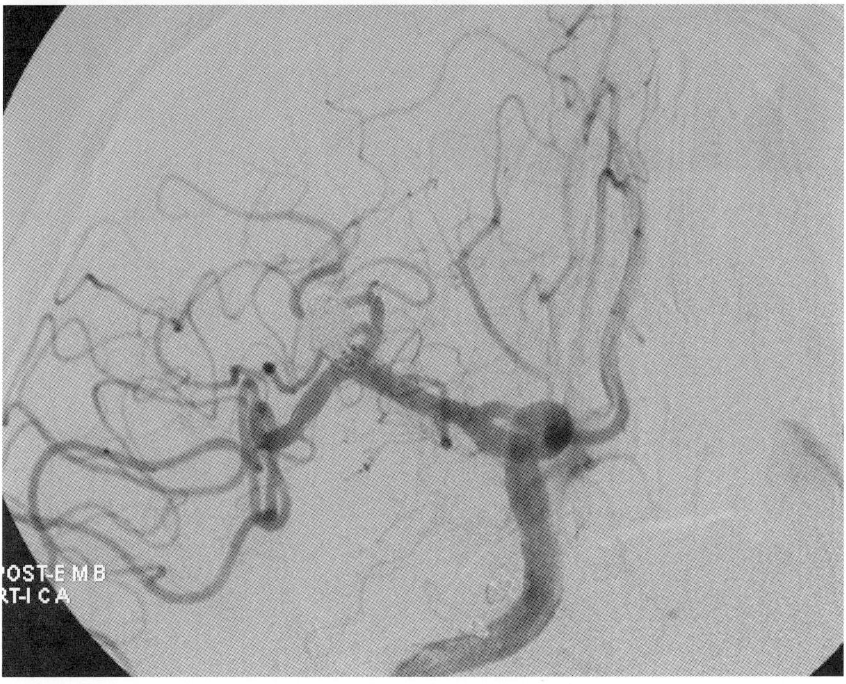
OST-E MB
T-I CA

Case 8 Basilar top aneurysm coiling with stent & double microcatheter technique

79세 여자 환자로 ruptured basilar top aneurysm

Stupor with slugged light reflex of isocoric pupil

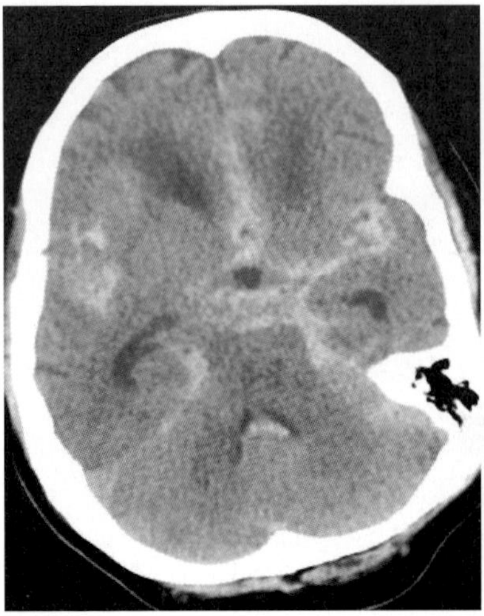

CT : SAH in basal cistern

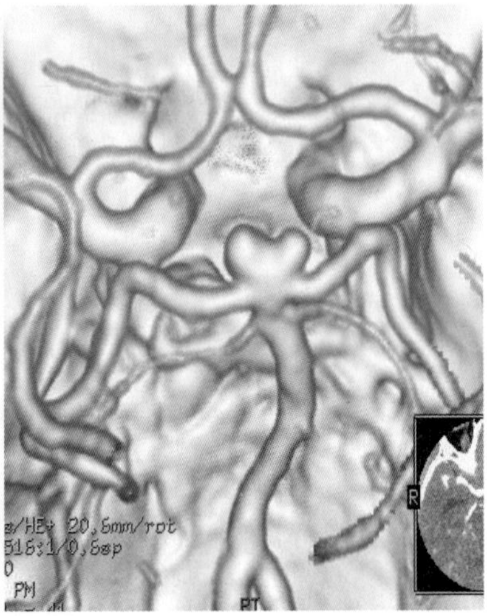

CTA : rupture portion이 뚜렷하게 보이지 않는 basilar top aneurysm (bi-lobular heart shape)

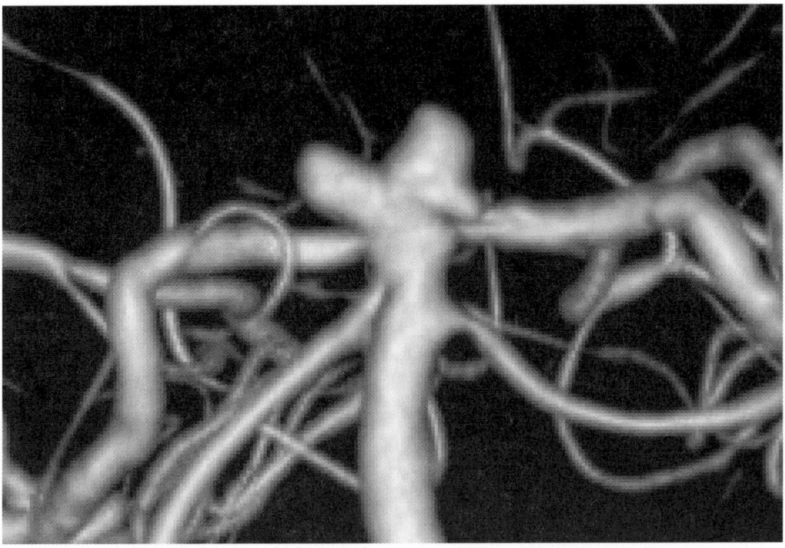

3D angiography : aneurysm left lobule의 ventral neck에 rupture로 의심되는 daughter sac 확인됨.

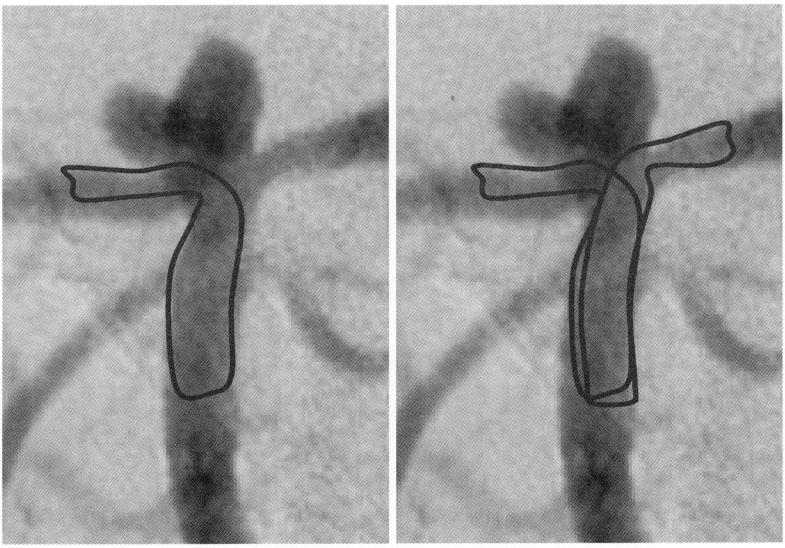

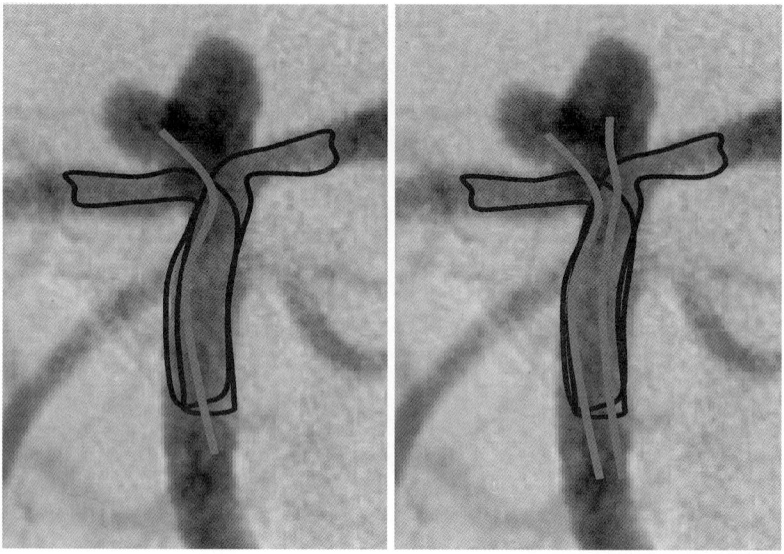

Procedural rupture의 위험이 높고 broad neck이며 single microcatheter로 시술했을 때 옆의 lobule에 대한 complete packing이 어렵기 때문에 먼저 basilar artery에서 acute angle을 이루고 있는 우측 PCA로부터 Neuroform stent 설치 후, 같은 사이즈 Neuroform stent를 좌측 PCA에서 basilar artery까지 Y shape으로 설치하고 double microcatheter technique을 사용하여 양쪽 lobule에 대하여 simultaneous coiling 시도하였다.

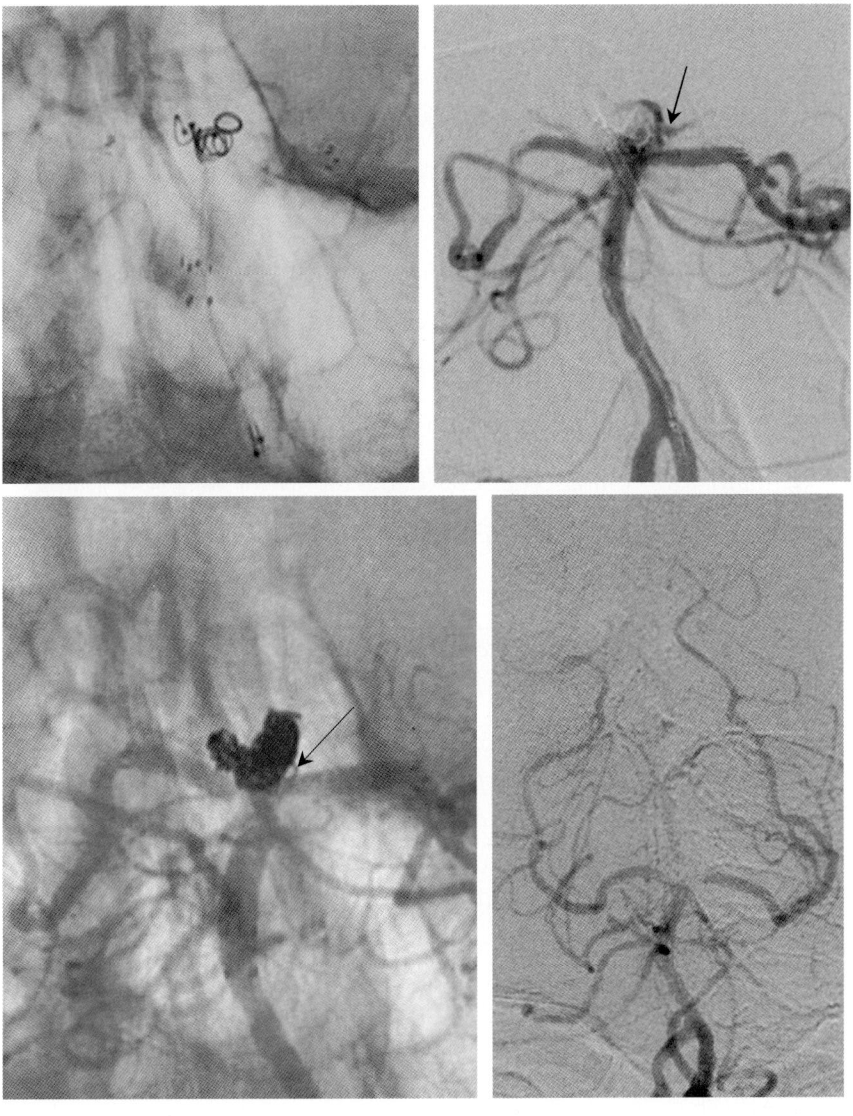

(위, 좌측) 양쪽 microcatheter를 통하여 동시에 coil delivery하여 처음 코일들의 몇 loop를 anchoring 시키며, (위, 우측) 시술 중 neck 부위 bleb에서 출혈이 있었으나 이미 설치된 stent에 의하여 parent artery occlusion 염려 없이 coil procedure 지속하여 출혈 부위 막음.
(아래) complete aneurysm coiling including rupture daughter sac(화살표)

Point

앞에서 보듯이 complete packing을 할 수 있었으며 화살표에서 보이는 좌측 lobule의 rupture portion인 daughter sac에 distorted coil의 partial loop이 들어가 있는 것을 확인할 수 있는데 이와 같은 daughter sac은 wall이 있는 경우라면 coiling target이 되어 한두 개의 coil loop이 main sac coiling 도중 우연히 또는 시술자의 의도에 의하여 들어가는 것이 최선이겠지만 무리해서 그곳에 coil을 넣으려고 시도할 필요는 없다. 대부분 main sac coiling 만으로도 daughter sac에 조영제가 filling 되지 않으며 filing 되더라도 오랜 시간 그대로 sac 내에 머물러 있게 된다.

만약 bleb이 aneurysm wall이 없는 pseudoaneurysm이라면 이곳에 coil이 들어가는 것은 피해야 한다. 경우에 따라서는 pseudoaneurysm 부위가 main sac보다 더 큰 경우가 있는데 이럴 때 main sac에만 coil을 채울 경우 rupture portion으로 coil mass가 이동하여 재출혈을 일으킬 수 있기 때문에 어쩔 수 없이 sac의 밖에서 tamponade effect로 작용하기 위한 coil mass를 형성하기도 하나 초기 재출혈은 막을 수 있다 하더라도 coil compaction이나 aneurysm recanalization이 자주 나타나므로 early angiographic follow up을 하여 further coiling의 필요성을 판단해야 한다.

증례에서와 같이 Y-configured stent와 double microcatheter

technique을 같이 사용하는 경우에는 simple coiling의 경우와 비교하여 혈관 내벽 손상과 parent arterial blood flow 방해에 의하여 thromboembolic complication이 발생할 확률이 높다. 특히 ruptured aneurysm이므로 이를 방지하기 위하여 antiplatelet drug, anticoagulation drug의 사용 시점과 사용량에 대하여 많은 고민이 따를 수밖에 없다.

저자는 1996년 endovascular aneurysm coiling을 시작한 이래 현재까지 systemic heparinization을 선호하지 않고 있으며 시술 환경에 따라 판단하는데, 이와 같은 경우에는 systemic heparinization을 해야 할 것이다. Dual antiplatelet premedication을 할 수 없었던 상황에서 가장 신경을 써야 하는 것은 'gentle non-resisting navigation of the micro-guidewire, microcatheter'이다. 특히 이미 설치한 stent를 통하여 micro-guidewire와 microcatheter를 움직여 나갈 때 한 두 번에 쉽게 이루어지지 않을 때는 이미 vessel wall injury가 발생할 수 있다는 것을 인정하고 이로 인한 thromboembolic complication을 예방하기 위한 약제 투여가 시작되어야 한다.

이와 같은 microcatheter 및 stent 시술 과정의 어려움이 없었다 하더라도 ruptured aneurysm의 main sac에 첫 번째 coil loop이 delivery 되고 안정된 위치에 microcatheter tip이 위치해 있다고 판단되면 이 때가 systemic heparinization (heparin 5,000 iu bolus IV)과 Aspirin 900 mg IV를 하는 시점이 된다. Stent 내부에 thrombosis가 의심이 된다 하더라도 ruptured aneurysm sac에 microcatheter가 제대로 위치하지 못했다면 이들 약제의 투여는 위험한 상황을 초래하게 된다. 약제 투여에 의한 aneurysm rupture와 약제를 투여하지 안음으로써 유발되는 thromboembolic stroke 사이에서 어디를 선택해야 할 것인가의 결정은 전적으로 시술자의 판단에 달려 있다.

시술 후 다른 stent assisted coiling에서와 마찬가지로 heparin은 ACT를 250 sec 전후로 유지시키기 의하여 2-3일간 IV systemic heparinization을 하며, antiplatelet drug으로는 2-4주간 Plavix 75 mg과 Aspirin 100 mg을 함께 PO로 투여하고, 이후 약 2-6개월간 Aspirin 100 mg을 복용시킨 후 끊는다.

Case 9 Stent monotherapy (Sole stent technique)

Ruptured blood blister like aneurysm in ICA dorsal wall, ruptured basilar trunk small aneurysm, dissecting fusiform aneurysm, brain stem을 compression하는 growing giant serpentine thrombosed aneurysm in vertebrobasilar artery 등에서는 stent를 사용하더라도 만족할 만한 aneurysm 치료를 얻기 힘들 뿐 아니라 급성기에는 bypass surgery도 어렵다. 또한 중요한 perforator가 aneurysm body, fundus에서 기원하며 stent를 원하는 혈관에 위치시키기 어려운 상황에서도 complete aneurysm obliteration은 불가능하다. 이러한 경우에서는 수일 내에 발생할지도 모르는 급성기 재출혈을 어느 정도 방지하거나 rapid aneurysm growing으로 인한 brain stem compression이나 중요한 cranial nerve compression에 의한 irreversible brain damage를 예방하는 데 치료의 우선 목표를 두고 spontaneous aneurysm healing을 기대하며 curative treatment가 아닌 palliative treatment의 개념으로 뇌혈관내수술을 할 수밖에 없는 상황에 처하게 된다. 이럴 때 유용하게 쓰이는 것이 sole stent technique으로 hemodynamic flow diversion을 이용하는 것인데 기대 이상의 효과를 얻을 수 있어 스텐트의 개발과 함께 위에 소개한 aneurysm에 대하여 sole stent monotherapy without coiling이 curative treatment로 자리잡을 수 있는 날이 멀지 않은 것 같다.

오른손 잡이 43세 남자 환자로 건축 설계작업 도중 severe headache으로 내원.

Left ICA fusiform aneurysm with ruptured bleb just proximal to the anterior choroidal artery 에 대하여 double stent (stent in stent)로 좋은 결과를 얻은 증례이다.

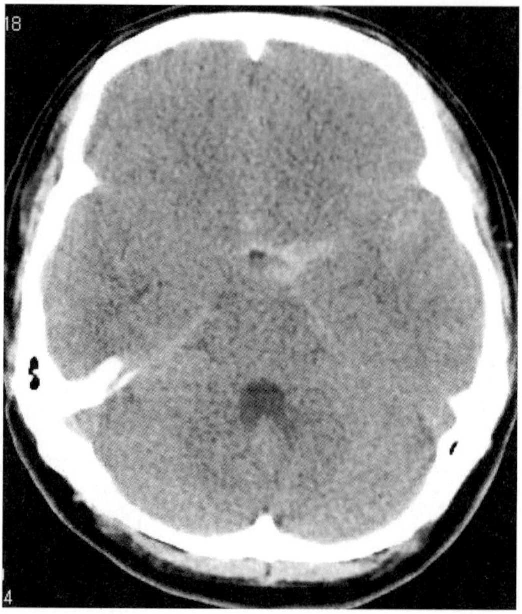

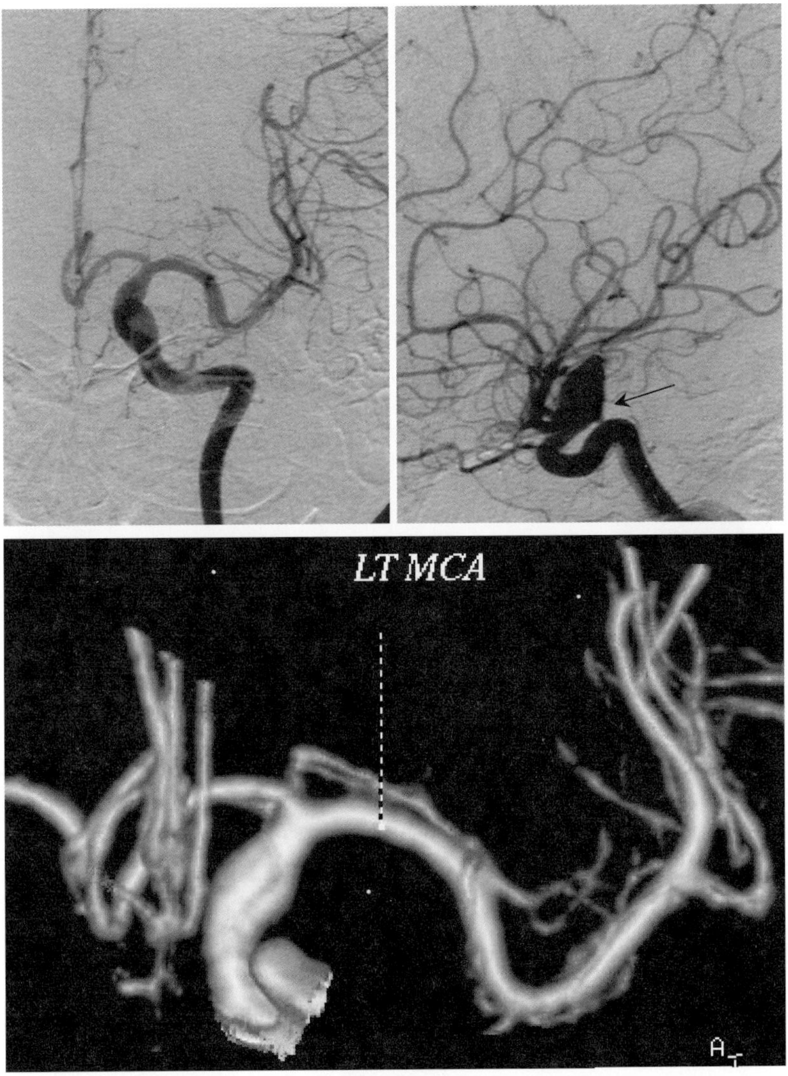

Ruptured bleb을 포함한 ICA fusiform dilatation에서 left anterior choroidal artery가 나오며 환자는 세밀한 오른손 작업을 하는 직업에 종사하기 때문에 perforating artery를 살리고 ruptured portion을 치료하는 가장 좋은 방법으로 sole stent technique을 선택하였으며, stent porosity를 줄이기 위하여 두 개의 Neuroform stent를 사용하여 stent in stent method로 microsurgical outside wrapping에 해당하는 endoluminal vessel wall enforcement with blood flow diversion을 시행하였다.

6개월 후 follow up angiography에서 dilated ICA 부위가 좁아지기 시작했으며, ruptured portion인 bled도 보이지 않아 arterial wall remodeling의 징후가 보이고 있다. 환자는 원래의 자기 일에 복귀했으며 neurological deficit 없이 다음 follow up을 기다리고 있다.

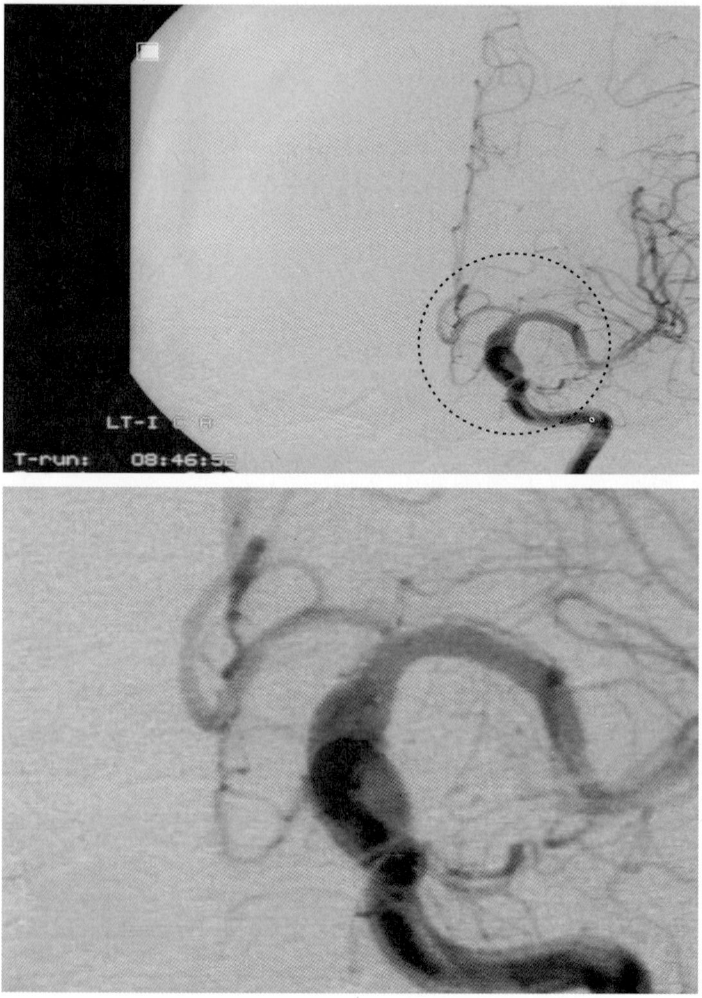

시술 직후 Control angiography A-P view

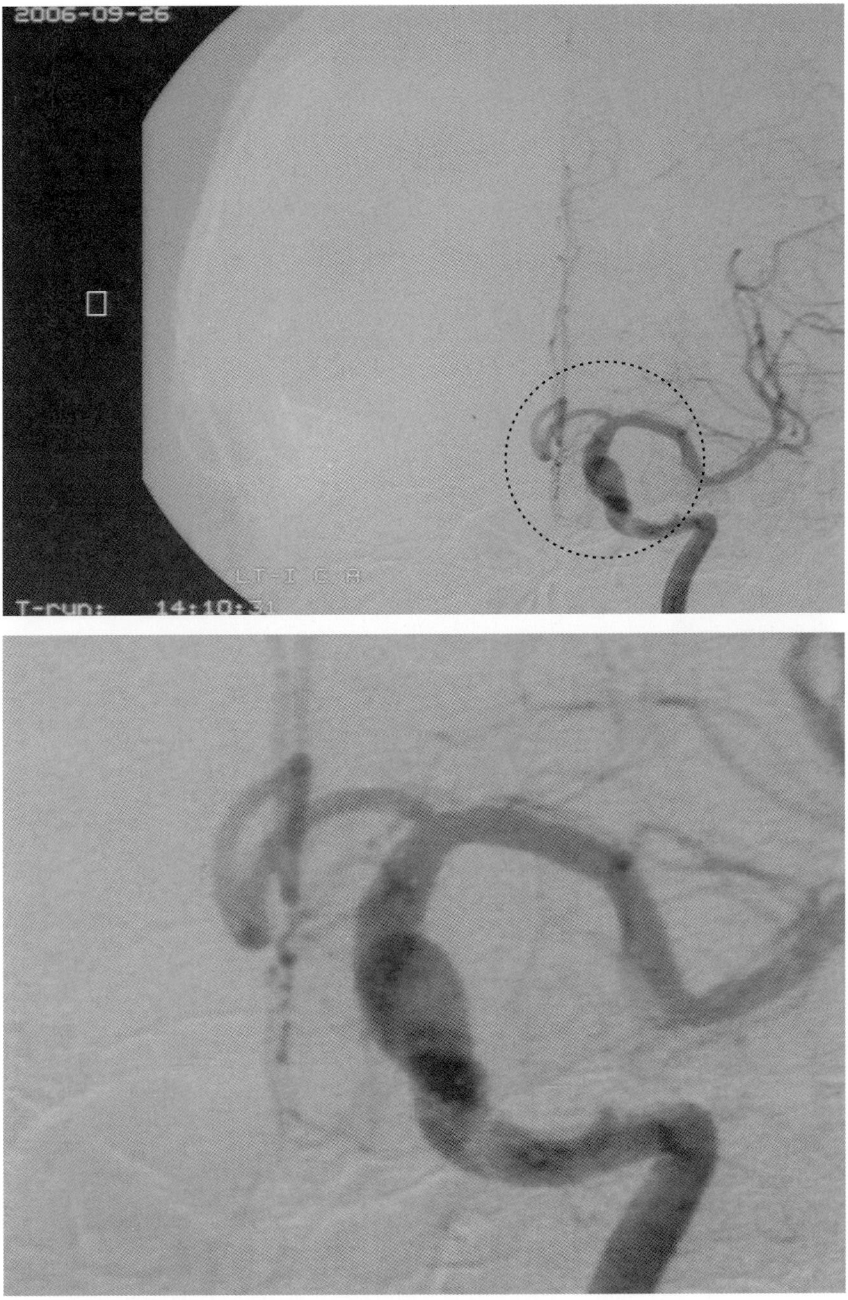

ICA remodeling by the double stents in 6 months follow up angiography AP view

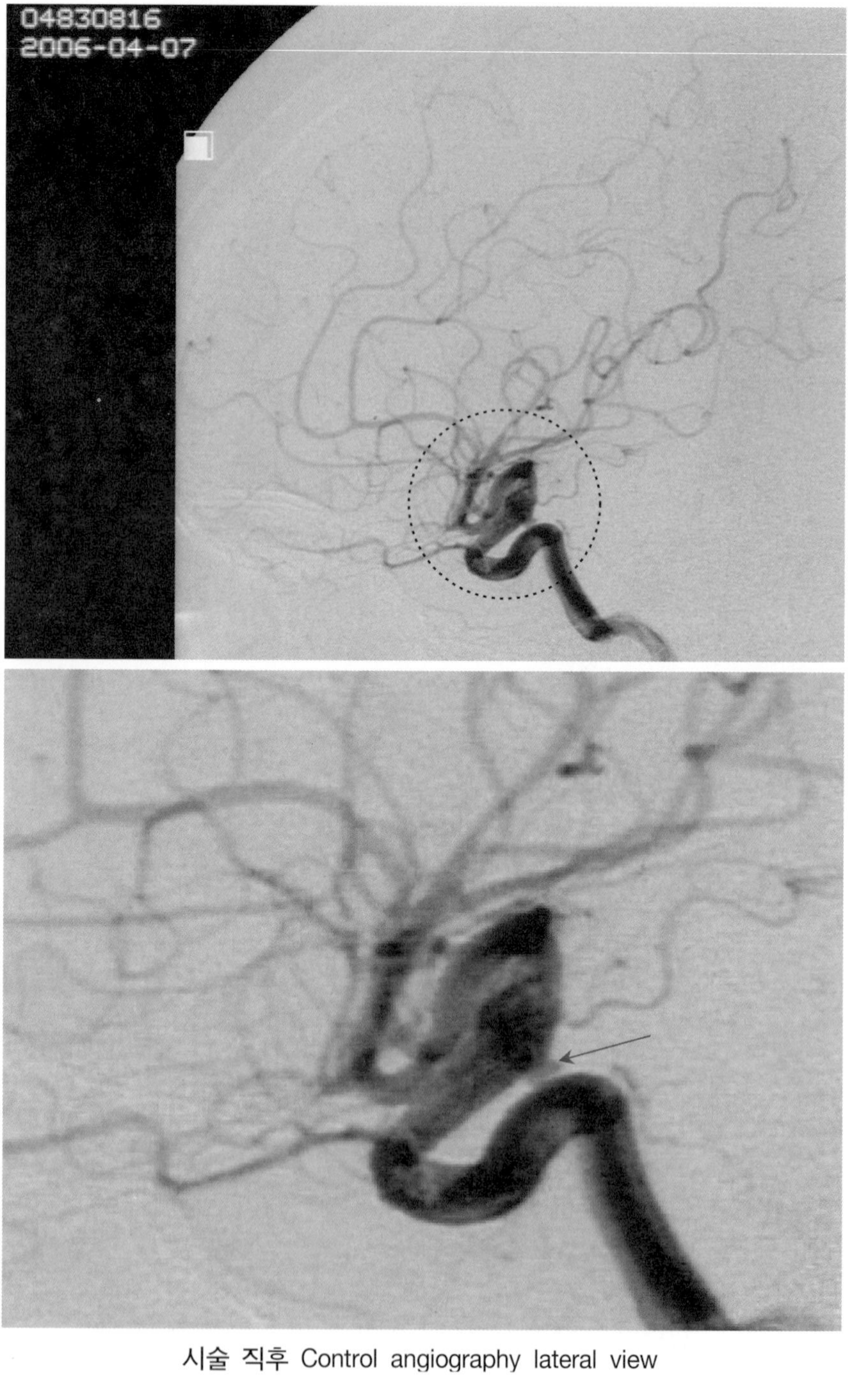

시술 직후 Control angiography lateral view

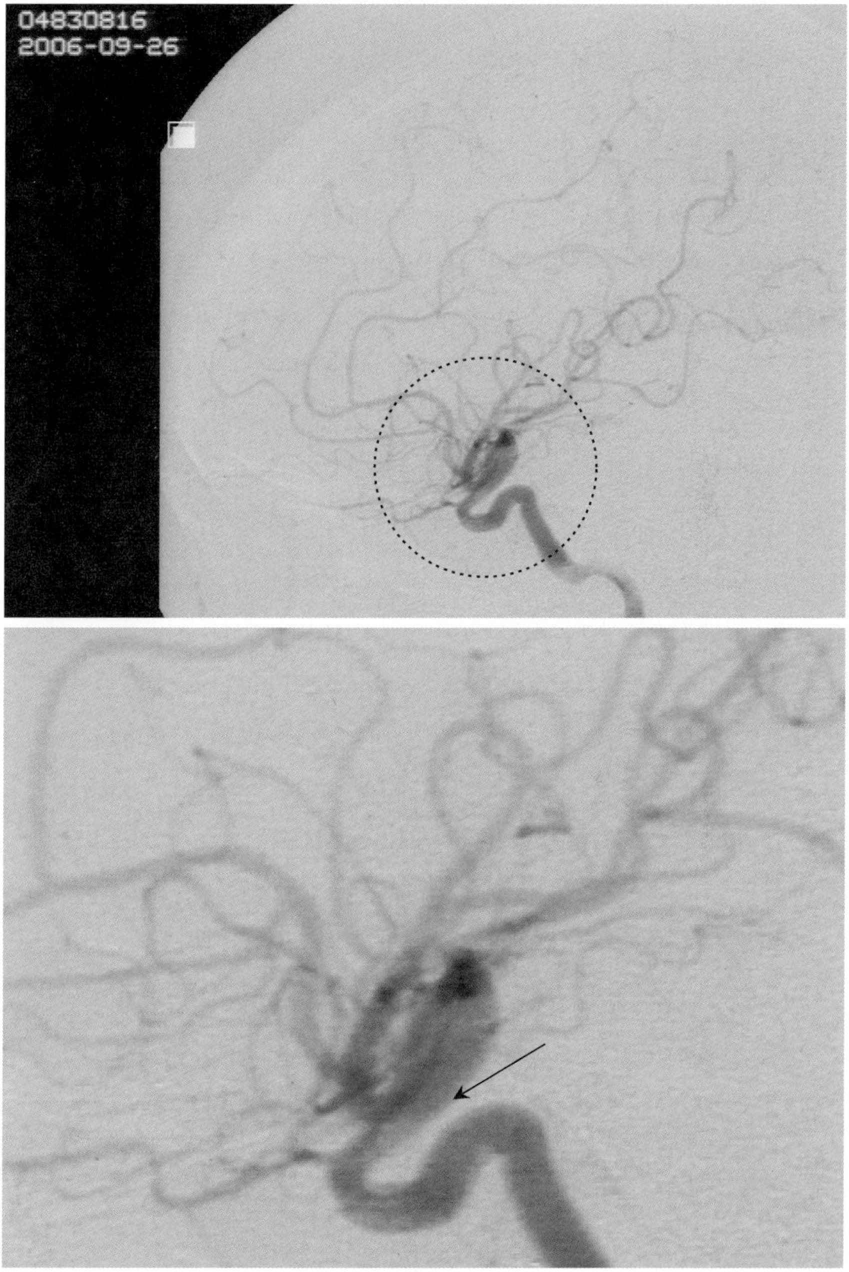

6 개월 follow up angiography lateral view에서 좌측 화살표가 가리키는 이전에 보였던 ruptured bleb은 보이지 않으며 ICA 직경도 정상적인 모습으로 치유되고 있음을 볼 수 있다.

현재 쓰이고 있는 Neuroform (Boston Sci.)이나 Enterprise (Cordis)는 모두 stent porosity가 높아 스텐트만으로 동맥류를 치유하기는 어려움이 있어서 Pipeline (Chestnut)이나 porosity가 낮은 microcell stent가 sole stenting을 적용할 때 이상적이나 아직 국내에서는 사용할 수 없으며, 그 가격도 현재 쓰는 스텐트의 4-5배로 비싸고 그 효과도 확실한 보장이 없어 현재로서는 Neuroform이나 Enterprise를 쓸 수밖에 없다. 그러나 이러한 aneurysm neck plasty용 스텐트만으로도 만족할 만한 효과를 경험했으며, 아직 규명된 것은 아니지만 한 개의 stent로 flow diversion을 유발하기에 부족한 혈류가 빠르고 직경이 큰 parent artery에 대하여는 double stents(stent in stent)로 그 효과를 기대할 수 있다.

저자가 2009년 1월까지 sole stent technique으로 치료한 9명 환자 중 6명에서 aneurysm size reduction을 보였으며 ruptured aneurysm에서 재출혈은 아직 없었다. Procedural complication은 2명에서 경험하였는데 하나는 transient dysphasia였으나 3일 후 자연히 회복되었으며 다른 하나는 premature detachment에 의한 suboptimal stent placement였다.

다음은 저자가 경험한 9명 환자의 demographic factor와 outcome을 table로 정리한 것이다.

Demographic factors of patients

No	Age/Sex	State of An.*	H&H	An. shape	Location	Size
1	67/M	Ruptured	Gr II	Very small An.	Left ICA	2mm×2mm
2	49/M	Ruptured	Gr III	Very small An.	Both ICA	〈1.5mm
3	43/M	Ruptured	Gr II	Fusiform An. (dissecting)	Left ICA	5.5mm×17mm
4	47/F	Unruptured	Gr II	Saccular, small An.	Right ICA	3mm×5mm
5	67/F	Ruptured	Gr II	Very small An.	Left ICA	〈1.5mm
6	51/F	Ruptured	Gr III	Very small An.	Right MCA	〈2mm
7	58/M	Unruptured	Gr II	Fusiform(dissecting)	Basilar trunk	50mm×7mm
8	54/F	Unruptured	Gr III	Very small An.	Left ICA	〈2mm
9	44/M	Unruptured	Gr II	Saccular, small An.	Left ICA	3mm×4mm

* An. : aneurysm

The outcome of patients

No.	Stent	Complication	Immediate angiographic result	Last f/u angiographic result	Clinical outcome
1	Single Neuroform	Transient dysphasia	No change	Decreased size (14months)	No deficit
2	Single Neuroform	No	No change	No change (3 days)	No deficit
3	Double Neuroform	No	No change	Decreased size (30months)	No deficit
4	Single Neuroform	No	No change	Decreased size (6 months)	No deficit
5	Single Neuroform	Suboptimal deployment	No change	Decreased size (6 months)	No deficit
6	Single Neuroform	No	No change	Decreased size (3 months)	No deficit
7	Tandem(X3) Neuroform	No	No change	No change (3 months)	No deficit
8	Single Enterprise	No	No change	Decreased size (6 months)	No deficit
9	Double Neuroform Enterprise	No	No change	No change (3 months)	No change

References related to sole stent technique

1. Ahn JY, Han IB, Kim TG, Yoon PH, Lee YJ, Lee BH, et al : Endovascular treatment of intracranial vertebral artery dissections with stent placement or stent-assisted coiling. Am J Neuroradiol 27: 1514-1520, 2006,
2. Albuquerque FC, Fiorella DJ, Han PP, Deshmukh VR, Kim LJ, McDougall CG : endovascular management of intracranial vertebral artery dissecting aneurysms. Neurosurg Focus 18: E3, 2005.
3. Ansari SA, Thompson BG, Gemmete JJ, Gandhi D : Endovacular treatment of distal cervical and intracranial dissection with the neuroform stent. Neurosurgery 62: 636-646, 2008.
4. Benndorf G, Herbon U, Sollmann WP, Campi A : Treatment of a ruptured dissecting vertebral artery aneurysm with double stent placement: case report. Am J Neuroradiol 22: 1844-1848, 2001.
5. Chen Z, Feng H, Tang W, Liu Z, Miao H, Zhu G : Endovascular treatment of very small intracranial

aneurysms. Surg Neurol 70: 30-35, 2008.

6. Chiaradio JC, Guzman L, Padilla L, Chiaradio MP : Intravascular graft stent treatment of a ruptured fusiform dissecting aneurysm of the intracranial vertebral artery: technical case report. Neurosurgery 50: 213-216, 2002.
7. Debrun G, Fox AJ, Drake CG, Peerless S, Girvin J, Ferguson G : Giant unclippable aneurysm: treatment with detachable balloons. Am J Neuroradiol 2: 167-173, 1981.
8. Drake C, Peerless S : Giant fusiform intracranial aneurysm: review of 120 patients treated surgically from 1965-1992. J Neurosurg 87: 141-162, 1997.
9. Doerfler A, Wanke I, Egelhof T, Stolke D, Forsting M : Double-stent method: therapeutic alternative for small wide-necked aneurysms. Technical note. J Neurosurg 100: 150-154, 2004.
10. Fiorella D, Albuquerque FC, Deshmukh VR, Woo HH, Rasmussen PA, Masaryk TJ, et al : Endovascular reconstruction with the Neuroform stent as monotherapy for the treatment of uncoilable intradural pseudoaneurysms. Neurosurgery 59: 291-300, 2006.
11. Fiorella D, Albuquerque FC, Woo H, Rasmussen PA, Masaryk TJ, McDougall CG : Neuroform in-stent stenosis: incidence, natural history, and treatment strategies.

Neurosurgery 59: 34-42, 2006.

12. Gobin YP, Viñuela F, Gurian JH, Guglielmi G, Duckwiler GR, Massoud TF, et al : Treatment of large and giant fusiform intracranial aneurysms with Guglielmi detachable coils. J Neurosurg 84: 55-62, 1996.
13. Jamous MA, Satoh K, Matsubara S, Satomi J, Nakajima N, Uno M, et al : Ischemic basilar artery dissecting aneurysm treated by stenting only. case report. Neurol Med Chir (Tokyo) 44: 77-81, 2004.
14. Kaku Y, Yoshimura S, Yamakawa H, Sakai N : Failure of stent-assisted endovascular treatment for ruptured dissecting aneurysms of the basilar artery. Neuroradiology 45: 22-26, 2003.
15. Kim M, Levy EI, Meng H, Hopkins LN : Quantification of hemodynamic changes induced by virtual placement of multiple stents across a wide-necked basilar trunk aneurysm. Neurosurgery 61: 1305-1312, 2007.
16. Kim YJ : Early experiences of neruoform stent-assisted coiling in ruptured intracranial aneurysms. Interv Neuroradiol 13: 31-44, 2007.
17. Levy EI, Boulos AS, Bendok BR, Kim SH, Qureshi AI, Guterman LR, et al : Brainstem infarction after delayed thrombosis of a stented vertebral artery fusiform

aneurysm: case report. Neurosurgery 51: 1280-1284, 2002.

18. Lopes D, Sani S : Histological postmortem study of an internal carotid artery aneurysm treated with the Neuroform stent. Neurosurgery 56: E416, 2005.
19. Lopes DK, Ringer AJ, Boulos AS, Qureshi AI, Lieber BB, Guterman LR, et al : Fate of branch arteries after intracranial stenting. Neurosurgery 52: 1275-1278, 2003.
20. Lubicz B, Collignon L, Lefranc F, Bruneau M, Brotchi J, Balériaux D, et al : Circumferential and fusiform intracranial aneurysms: reconstructive endovascular treatment with self-expandable stents. Neuroradiology 50: 499-507, 2008.
21. Lylyk P, Cohen JE, Ceratto R, Ferrario A, Miranda C : Combined endovascular treatment of dissecting vertebral artery aneurysms by using stents and coils. J Neurosurg 94: 427-432, 2001.
22. Masuo O, Terada T, Walker G, Tsuura M, Matsumoto H, Tohya K, et al : Study of the patency of small arterial branches after stent placement with an experimental in vivo model. Am J Neuroradiol 23: 706-710, 2002.
23. Mehta B, Burke T, Kole M, Bydon A, Seyfried D, Malik G : Stent-within-a-stent technique for the treatment of dissecting vertebral artery aneurysms. Am J Neuroradiol 24: 1814-1818, 2003.

24. Mizutani T, Kojima H, Asamoto S, Miki Y : Recurrent subarachnoid hemorrhage from untreated ruptured vertebrobasilar dissecting aneurysms. Neurosurgery 36: 905-913, 1995.
25. Mohr JP, Choi D, Grotta J, Wolf P : Stroke: Pathophysiology, Diagnosis, and Management, 4th ed. Philadelphia, Churchill Livingson : pp 1318, 2004.
26. Pumar JM, Lete I, Pardo MI, Vázquez-Herrero F, Blanco M : LEO stent monotherapy for the endovascular reconstruction of fusiform aneurysms of the middle cerebral artery. Am J Neuroradiol 29: 1775-1776, 2008.
27. Rhee K, Han MH, Cha SH : Changes of flow characteristics by stenting in aneurysm models: influence of aneurysm geometry and stent porosity. Ann Biomed Eng 30: 894-904, 2002.
28. Steinberg GK, Drake CG, Peerless SJ : Deliberate basilar or vertebral artery occlusion in the treatment of intracranial aneurysms. Immediate results and long-term outcome in 201 patients. J Neurosurg 79: 161-173, 1993.
29. Vanninen R, Manninen H, Ronkainen A : Broad-based intracranial aneurysms: thrombosis induced by stent placement. Am J Neuroradiol 24: 263-266, 2003.
30. Wakhloo AK, Mandell J, Gounis MJ, Brooks C, Linfante

I, Winer J, et al : Stent-assisted reconstructive endovascular repair of cranial fusiform atherosclerotic and dissecting aneurysms: long-term clinical and angiographic follow-up. Stroke 39: 3288-3296, 2008.

31. Wakhloo AK, Tio FO, Lieber BB, Schellhammer F, Graf M, Hopkins LN : Self-expanding nitinol stents in canine vertebral arteries: hemodynamics and tissue response. Am J Neuroradiol 16: 1043-1051, 1995.
32. Yavuz K, Geyik S, Saatci I, Cekirge HS : WingSpan Stent System in the endovascular treatment of intracranial aneurysms: clinical experience with midterm follow-up results. J Neurosurg 109: 445-45, 2008.
33. Zenteno MA, Santos-Franco JA, Freitas-Modenesi JM, Gómez C, Murillo-Bonilla L, Aburto-Murrieta Y, et al : Use of the sole stenting technique for the management of aneurysms in the posterior circulation in a prospective series of 20 patients. J Neurosurg 108: 1104-1118, 2008.

Case 10 Thrombosed aneurysm

Thrombosed aneurysm은 치료하기 가장 어려운 뇌동맥류 중 하나이다. 대부분 thrmoboembolic stroke 또는 aneurysmal growing에 의한 compression에 의한 증상이 주된 것이지만 경우에 따라서는 ruptured aneurysm의 양상으로 발현되기도 한다. 아래 소개하는 증례와 같이 thrombosed portion에 saccular aneurysm과 유사한 contrast filling을 보여 coiling을 시도해 볼 수 있는 경우도 있으나, large serpentine thrombosed aneurysm이 형성되어 점점 그 크기가 증가하여 주변 brain stem을 compression하여 cranial nerve deficit이 유발되는 치료가 매우 어려운 동맥류도 있다. 저자가 경험한 전자와 후자의 대표적인 증례를 소개한다.

증례 1

Intermittent headache을 주소로 내원한 41세 남자환자의 CT 및 CT angiography 소견이다.

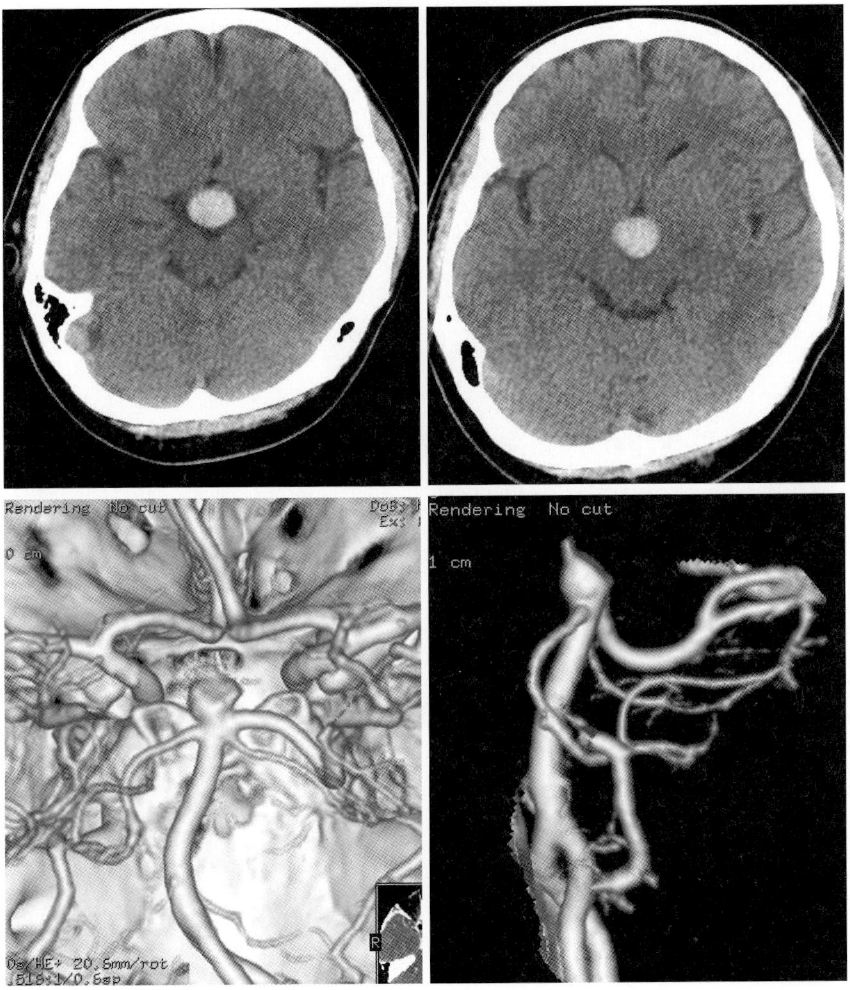

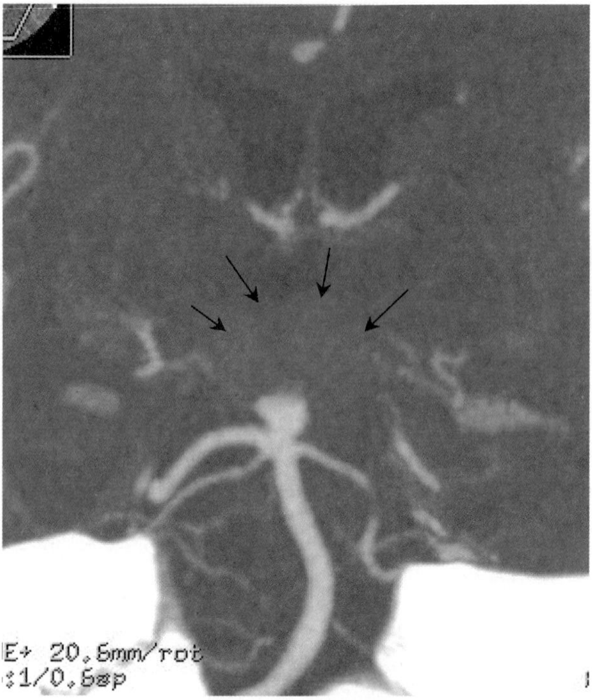

CT에서 basal cistern과 3rd ventricle 주변에 hyper density를 보이는 mass 발견되며 CT angiography에서 basilar top aneurysm이 확인됨.
대부분이 thrombosed portion으로 CTA MIP image에서 contrast filling 되는 주변으로 보인다.(화살표)

Fluoroscopy에서 contrast filling되는 부분에서 심한 pulsation이 관찰되어 이러한 mass pulsation을 줄이는 것이 thrombosed aneurysm에 의한 headache을 줄이고 thromboembolic complication도 막을 수 있다는 판단 하에 coiling을 결정하였고, thrombosed aneurysm coiling시 recanalization이 흔히 발생하여 예방 목적으로 flow diversion을 위한 stent implantation을 같이 사용하였다.

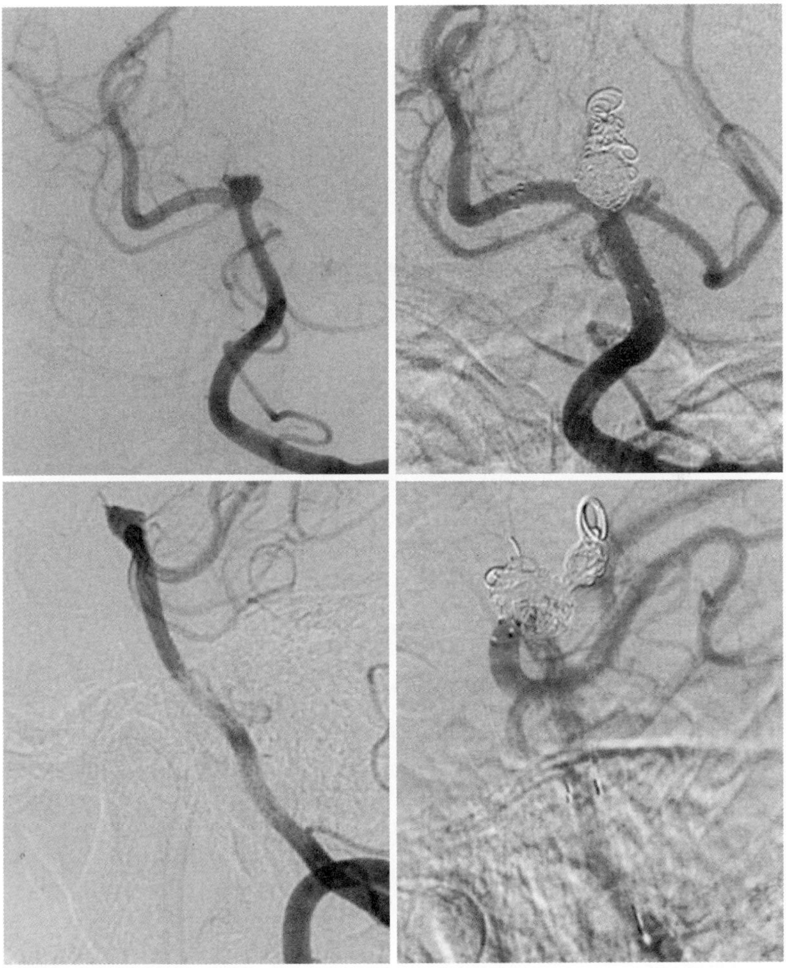

시술 전, 후의 AP, lateral view에서 우측 PCA에서부터 basilar artery까지 stent가 설치되어 있으며, coil mass가 contrast filling이 있었던 thrombosed aneurysm empty sac 이외에 더 들어가 있음을 볼 수 있다.
저자는 이런 thrombosed portion에 일부러 microcatheter tip을 넣어 coil을 delivery 했으며, 이때 큰 저항 없이 어느 정도 coil이 삽입되는 것을 느낄 수 있었다. 이는 아직 organized 되지 않은 thrombosis를 의미하며, 이런 경우 empty sac의 flow에 의한 thromboembolic event의 가능성이 크므로 coiling을 해 주는 것이 타당할 것이다.

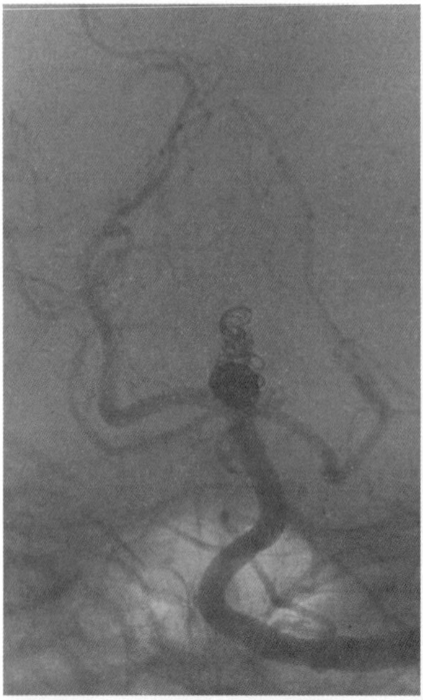

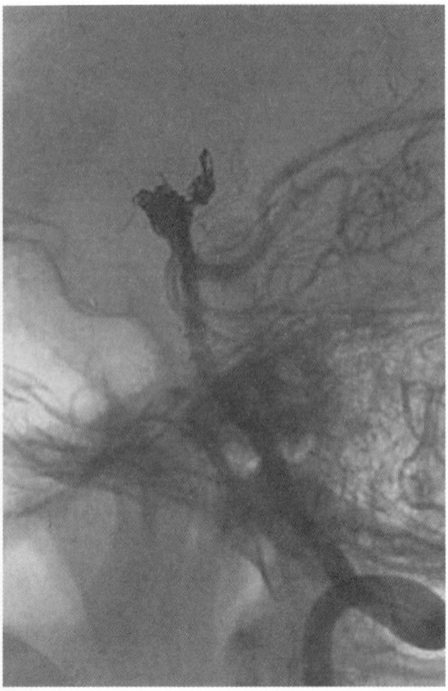

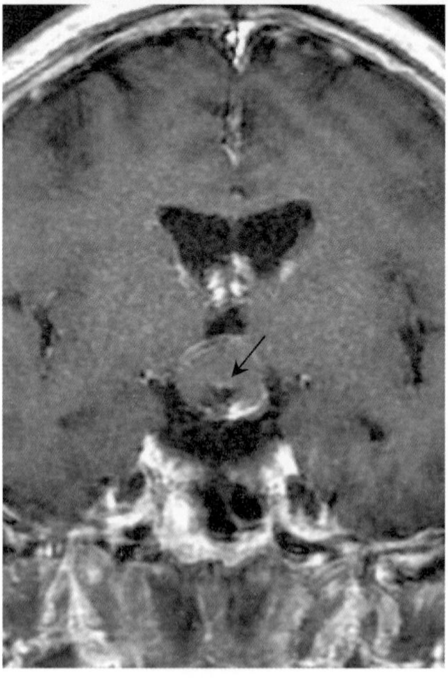

시술 후 control angiography에서 parent artery의 flow는 잘 유지되어 있으며, fluoroscopy에서 처음에는 thrombosed aneurysm의 pulsation이 심했으나 coiling후 동맥류의 박동이 거의 없어진 것을 관찰할 수 있었다. 우측 MRI에서는 low signal로 보이는 coil portion이 잘 확인되며 (화살표), follow up 시 angiography로 recanalization 확인과 동시에, MRI에서 thrombosed portion의 크기 감소를 확인하는 것이 중요하다.

증례2

Growing large thrombosed serpentine aneurysm with brain stem compression

58세 남자 환자로 타 병원에서 2006년 8월, 2007년 10월에 이미 thrombosed serpentine giant aneurysm이 growing 한다는 진단을 받았으나 치료의 어려움으로 observation 도중 2008년 9월 progressing walking disturbance, lower cranial nerve palsy로 인한 swallowing difficulty, dysarthria를 주소로 내원하였다.

2006년 8월 처음 진단받을 당시의 MRI(①, ②)

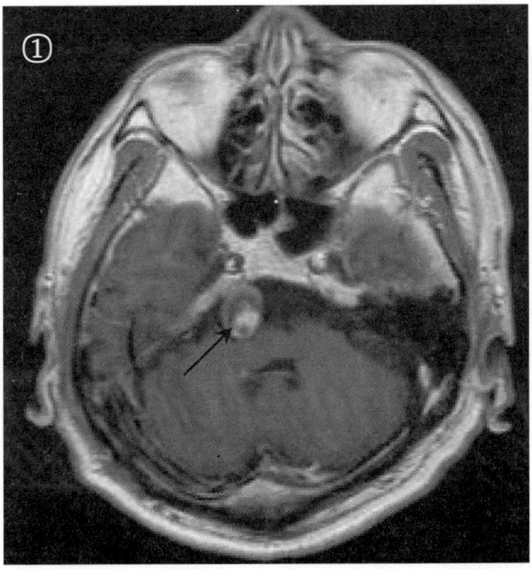

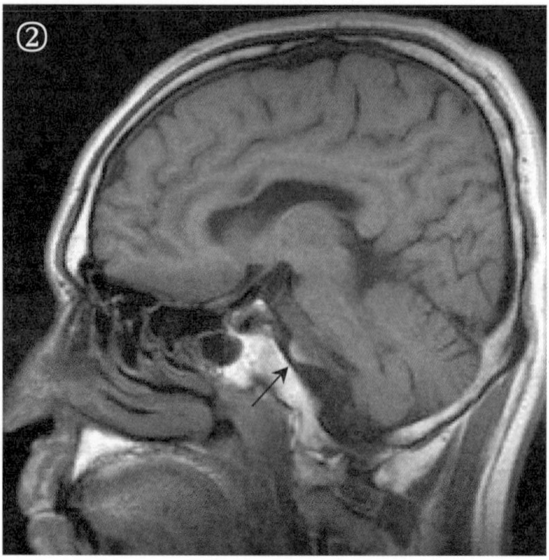

2007년 10월 MRI에서 thrombosed aneurysm의 크기가 커진 것을 확인할 수 있다.(③, ④)

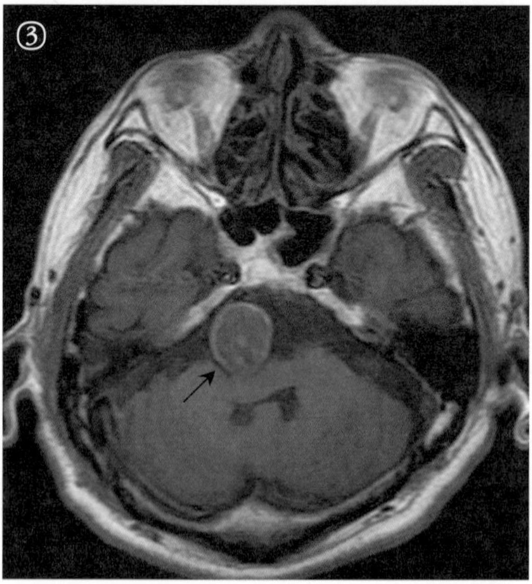

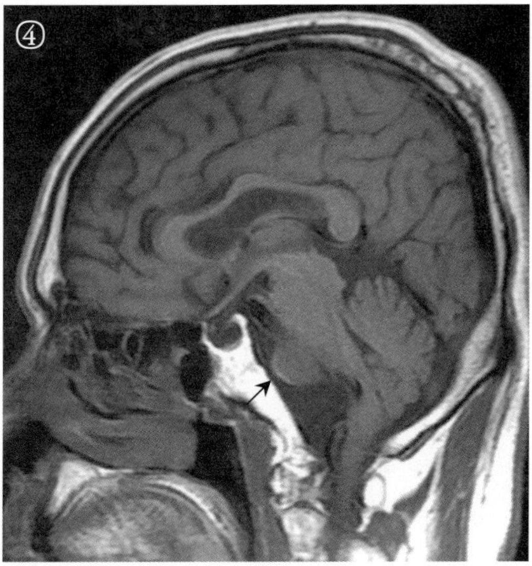

Enhanced MRI T1 image(⑤, ⑥)

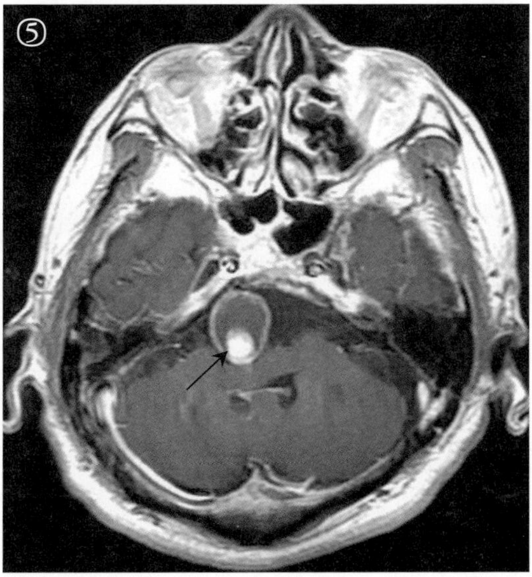

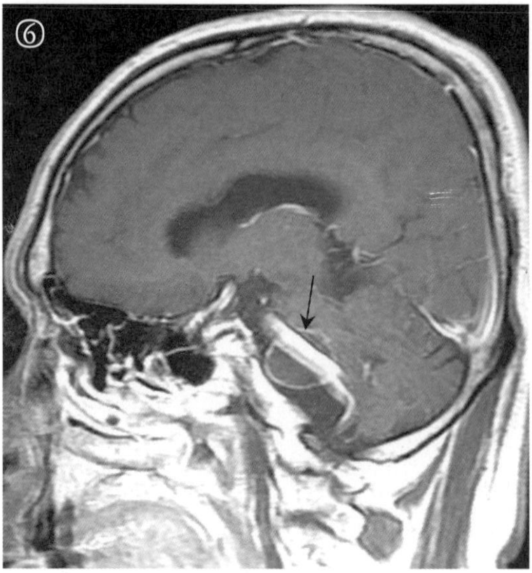

1년 2개월 전에 비하여 axial MRI에서 thrombosed portion 안에 blood flow가 지나가는 route가 enhance 되며 (화살표), sagittal image에서 enhance 되는 혈류 통로 주변에 wall enhancing mass가 커진 것과 brain stem compression이 심해진 것을 확인할 수 있었다.

2008년 9월 본원에 치료 의뢰되면서 촬영한 3D angiography 소견이다.

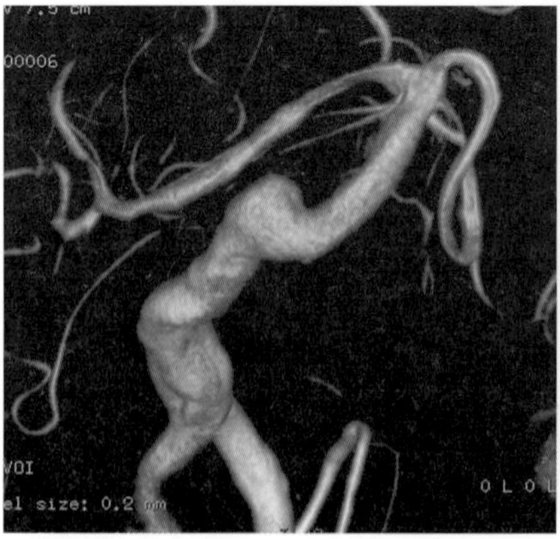

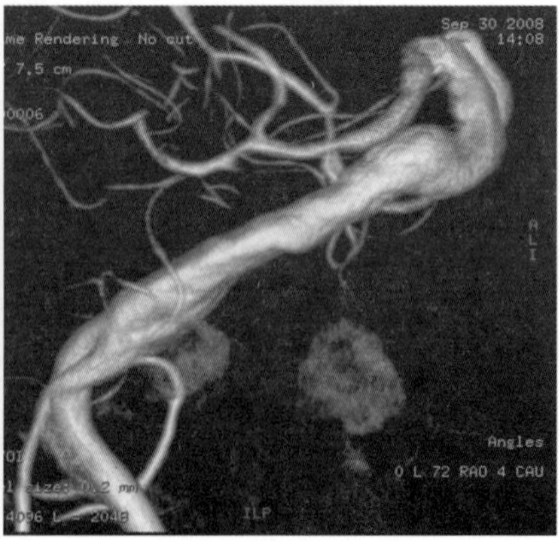

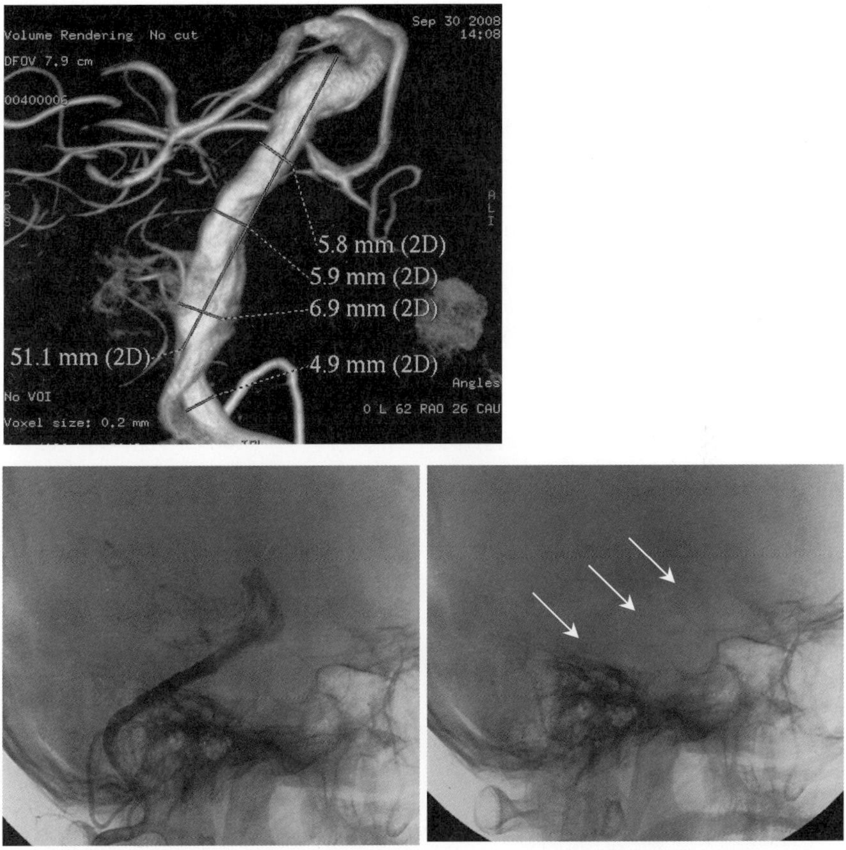

Arterial lumen을 만들어 주며 stent에 의한 proximal parent artery remodeling을 위하여 전체 segment에 3개의 stent로 tandem stent method를 사용하였다.

Point

이 방법이 적절한 치료법인가에 대한 논란은 충분히 있을 수 있다. 이는 Case 9에서 소개한 stent monotherapy (sole stent technique)를 응용한 것으로 metal surface coverage가 30% 이

상인 Pipeline stent를 사용하면 더 좋겠지만 아직 국내에서는 사용이 안되기 때문에 우선 metal surface coverage가 10% 미만인 Neuroform stent 3개를 사용하여 lumen을 만들어 주고 proximal parent artery를 stent의 radial force를 이용하여 눌러 줌으로써aneurysm growing에 관여할 수 있는 vasa vasorum을 차단하는 목적으로 이용하였다. 아래 사진에서 보듯이 5개월 이후 follow up angiography를 하여 추가로 Enterprise stent 2개를 tandem으로 연결하여 이전에 설치한 Neuroform stent 속에 다시 lumen enforcement를 위하여 stents in stent 방법으로 설치하여 현재 follow up 중이다.

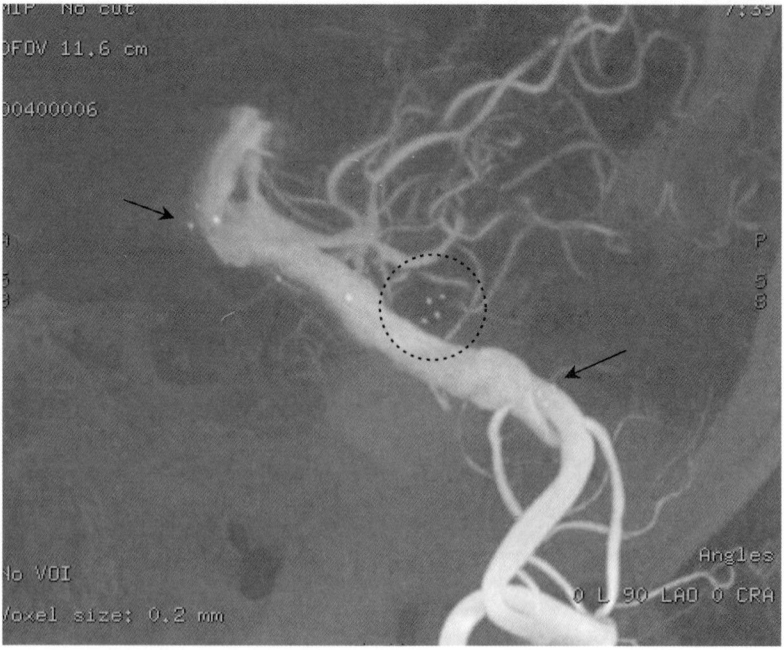

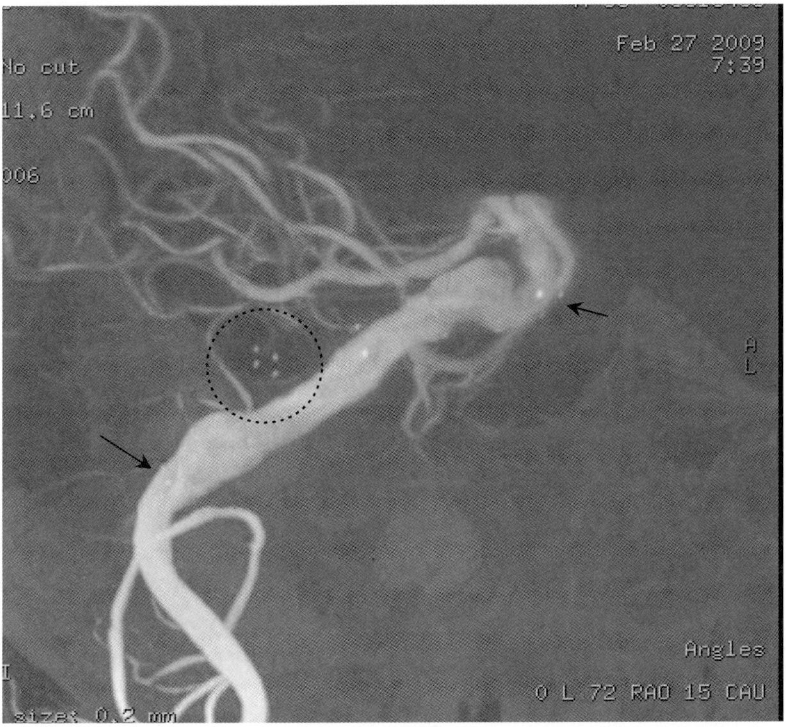

화살표는 첫 번째 Enterprise stent의 distal marker와 두 번째 Enterprise의 proximal marker를 표시한 것이며, 점선 원은 이전에 설치한 Neuroform stent가 thrombosed portion으로 들어가 있는 것이다.

Fusiform aneurysm에 대한 stent mono therapy를 시도할 때 만족할 만한 결과를 방해하는 몇 가지 경우가 있는데, parent artery lumen보다 작은 직경의 stent를 사용하거나, 길이가 짧아 distal parent artery에는 제 위치에 삽입이 되었으나 stent의 proximal portion이 parent artery를 포함하지 못하고 동맥류 속에 빠지는 경우, 혈관이 stent에 의하여 펴지지 못하고 계속

aneurysm을 중심으로 parent artery proximal portion과 distal portion이 angle을 이루고 있을 때, 중요하고 큰 perforator가 aneurysm에서 기원하는 경우 등이다. 이들의 상황에서 벗어날 수 있다면 비교적 metal surface area coverage가 10% 미만인 Neuroform이나 Enterprise로도 1년 뒤 follow up angiography에서 80%의 occlusion이 가능하다는 보고도 있으므로 (Use of the sole stenting technique for the management of aneurysm in the posterior circulation in a prospective series of 20 patients. J Neurosurg 108: 1104-1118, 2008), 이러한 특수한 경우에는 충분히 고려해 볼 만하다.

제 7 장 뇌혈관내수술에서 자주 사용되는 약제 정리

❑ Heparin

Negatively charged glycosaminoglycan

Inhibits thrombin and factor X (and XI)

Requires antithrombin as co-factor

Immediate anticoagulant effect

Monitor with APTT or ACT: aim for 1.5-2.5 × control value

Protamine sulphate may be given to reverse anticoagulant effect

Thrombocytopenia occasionally observed

❑ Low molecular weight heparins

MW ≈ 5000 Da.

Anti-Xa activity ≫ Anti-IIa activity

Very good bioavailability after subcutaneous administration and longer half-life

Laboratory monitoring not required

Ideal for outpatient treatment

Lower incidence of thrombocytopenia and osteoporosis

❑ Ruptured aneurysm에서의 thrombo-embolic complication 예방

○ During procedure

Heparin

bolus of 50 iu/kg IV & continuous infusion of 25 iu/kg/h을 많이 사용하나 꼭 필요한 것 같지는 않다.

ACT = 2-3 times above normal

Partially reversed: 25 iu/kg Protamin

필요한 경우 1 ml of protamin antagonize 1,000 iu of heparin (10 mg)

○ After procedure에는 거의 사용하지 않으나 상황에 따라 2-3일간 사용할 수 있다.

ACT = 2 times above normal

Then 1 week of low molecular weight heparin case by case

❑ Clopidogrel(Plavix)

Thienopyridine derivative which inhibits binding of ADP to surface receptor

Inhibitory action independant of cyclo-oxygenase

Peak action on platelet seen after several days of oral treatment

Useful alternative in cases of aspirin intolerance

Ticlopidine no longer used because of toxicity, especially leukopenia

Clopidogrel more effective than aspirin in preventing stroke, MI and vascular death

Risk of hemorrhagic problems similar compared with Aspirin (9.3%)

Skin rash in 0.9% Clopidogrel vs. 0.4% Aspirin

❑ Aspirin

Irreversibly inhibits cyclo-oxygenase

Inhibits thromboxane A2 geneation

Does not prevent aggregation induced by thrombin, and only partially inhibits activation by ADP & collagen

Rapidly absorbed with swift onset of action: only the parent acetylsalicylic acid has effect on platelets

75 mg/day sufficient for long term therapy

Aspirin resistance observed in significant minority (15%): probably has genetic basis

Adverse effects include hypersensitivity, epigastric discomfort, and hemorrhage

❑ Abciximab(ReoPro)

Chimaeric human murine monoclonal antibody

Extremely potent inhibitor of platelet function

Binds to the glycoprotein IIb/IIIa receptor on platelets

This is the commonest receptor on platelets, which mediates the final common pathway with cross-linking of platelets by fibrinogen

80-90% of receptors blocked after bolus injection of 0.25 mg/kg, with bleeding time typically 〉30 minutes

Platelet function recovers over two days (but may be abnormal for up to 10 days)

Peptides with anti-Gp IIb/IIIa activity now available: eg, eptifibatide, tirofiban

Trials have documented increased risk of bleeding associated with abciximab (compared with placebo+heparin)

References: N Eng J Med 330: 956-961 (1994), N Eng J Med 336: 1689-1696 (1997), Lancet 349: 1429-1435 (1997)

○ IV abciximab

IV bolus of 25 mg/kg

followed by 12 hours infusion of 125 mg/kg/min

❏ Recombinant factor VIIa (NovoSeven)

Valuable agent in patients with haemophilia and inhibitors

Excellent safety profile but extremely expansive

Short plasma-half life: 2 ½ hours

Difficult to monitor treatment in practice

Other clinical applications being explored

❏ Wafarin

Vitamin K antagonist: reduces levels of factor II, VII, IX, X

F VII level falls first (<24 hrs), factor II last (by 50% after 3 days)

Approximately 97% bound to albumin

Considerable variability in biological effect, hence need for frequent monitoring

INR used to monitor therapy (INR=PT ratio ^{ISI})

Therapeutic range of INR = 2.0-4.5

○ Typical target INR value

British Journal of Haematology 111: 78-90 (2000)

Calf vein thrombosis: 2.5 for 3 months

Proximal vein thrombosis: 2.5 for 6 months

Atrial fibrillation: 2.5 (permanent)

Antiphospholipid syndrome: 3.5 (permanent)

Mechanical heart valve: 3.5 (permanent)

Bioprosthetic valve: not indicated

○ A regime for anticoagulation with wafarin

Dalteparin(Fragmin) 100 iu/kg twice daily or 200 iu/kg once daily by subcutaneous injection

Start wafarin at the same time

Stop heparin when INR is 2.0 or more, or after 5 days

Avoid using aspirin in combination

❑ Recombinant t-PA

Manufactured with hamster ovary cells

Relatively higher fibrin specificity

Plasma half life approximately 5 minutes

Allergic reactions and antibody formation not a problem

Relatively expensive

○ Regime for use of r-tPA for local arterial thrombolysis

Initial 5 mg bolus into thrombus via arterial catheter

Infusion continued at 0.5-1 mg/hr for up to 24 hours (15

mg in 1,000 ml 0.9% saline)

Check angiograms at 4-6 hourly intervals

Concomitant heparin 1,000 iu/hour

❑ Urokinase

Starting 600,000 u intra-arterial superselective injection for fibrinolysis

Up to 1,200,000 u in total

김영준(Kim, Young-Joon)
경기고등학교 졸업(1974)
한양대 의대 졸업(1980)
한양대학병원 신경외과 전공의 수련(1984–1988)
한양대학교 의과대학 대학원 졸업(1988, 의학박사)
일본 나고야대학병원 신경외과에서 뇌혈관내수술 연수
(Professor Sugita Scholarship)(1992–1993)
단국대학병원 신경외과 교수(1994–현재)
대한뇌혈관내수술학회의 전신인 뇌혈관내수술연구회 창립(1996)
미국 UCLA Medical Center (Interventional Neuroradiology) 교환교수(2000–2001)
대한뇌혈관내수술학회 회장 역임(2001–2003)
대한신경외과학회 이사, 국제교류위원, 학술위원, 학술지 논문교정위원,
단국대학교 의과대학 신경외과 주임교수 및 과장 역임
현재 단국대학병원 뇌혈관내수술팀 운영

주요 연구 분야
GDC 백금코일을 이용한 뇌동맥류 코일색전술
직접 개두술을 통한 경부결찰술과 혈관내수술을 통한 코일색전술의 효과 및 합병증 비교
비파열 뇌동맥류치료의 정당성
뇌동맥류치료의 과거, 현재, 미래에 대한 연구
스텐트를 이용한 파열 뇌동맥류 혈관내수술
복잡 뇌동맥류 치료

뇌동맥류 혈관내수술

지은이 _ 김 영 준
펴낸이 _ 장 호 성
펴낸곳 _ 단국대학교출판부
등 록 _ 1968.2.27 : No. 제03-00095호
주 소 _ 경기도 용인시 수지구 죽전동 126번지
전 화 _ 031-8005-2405 팩 스 _ 031-8005-2406
편 집 _ 성 두 현

2009년 8월 25일 초판 인쇄
2009년 8월 30일 초판 발행

인 쇄 _ 신 양 사

[값 30,000원]

Published by Dankook University Press

Printed in Korea
ISBN 978-89-7092-426-7 93510